QUELQUES CONSIDÉRATIONS CLINIQUES

SUR LES

ABCÈS DU FOIE

Observés dans les Pays Chauds

Par le Docteur

PAUL BONNAUD

LAURÉAT DE L'ÉCOLE DE MÉDECINE DE MARSEILLE
EX-MÉDECIN DE LA MARINE

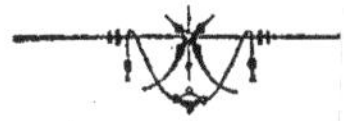

LYON
IMPRIMERIE A. WALTENER ET Cie
14, RUE BELLECORDIÈRE, 14

1881

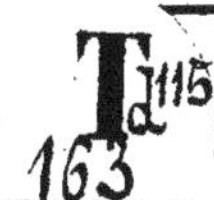

QUELQUES CONSIDÉRATIONS CLINIQUES

Sur les Abcès du Foie observés dans les pays chauds

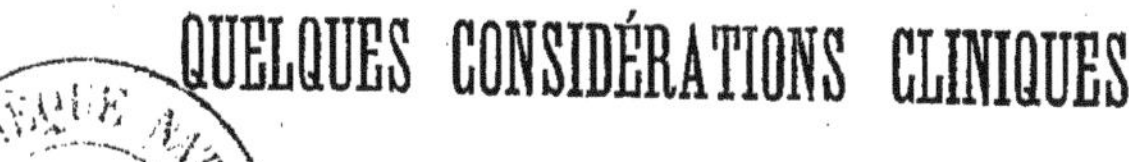

QUELQUES CONSIDÉRATIONS CLINIQUES

SUR LES

ABCÈS DU FOIE

Observés dans les Pays Chauds

Par le Docteur

PAUL BONNAUD

LAURÉAT DE L'ÉCOLE DE MÉDECINE DE MARSEILLE
EX-MÉDECIN DE LA MARINE

LYON
IMPRIMERIE A. WALTENER ET Cie
14, RUE BELLECORDIÈRE, 14

1881

PRÉFACE

Pendant mon séjour comme médecin de la marine, soit à Toulon, soit aux colonies, j'ai eu l'occasion d'observer un certain nombre d'abcès du foie. Aussi ai-je pensé à faire de cette affection le sujet de ma thèse inaugurale.

Laissant de côté l'anatomie pathologique et l'étiologie des abcès du foie, je me suis borné à indiquer les symptômes et le diagnostic des abcès en eux-mêmes et de leurs complications.

Dans une seconde partie, j'aborde la question du traitement.

Il est actuellement démontré que l'intervention chirurgicale est le plus souvent indiquée. Aujourd'hui que la méthode de Lister est répandue partout, les dangers des opérations ont diminué dans des proportions considérables, surtout si l'on envisage la chirurgie des organes abdominaux.

Il y a peu de temps encore, nul ne songeait à plonger le bistouri dans le parenchyme hépatique : les dangers de la blessure du péritoine et des épanchements dans sa cavité étaient présents à tous les esprits, et l'on avait recours, pour les éviter, aux caustiques, tels que les employait Récamier.

Récemment, au contraire, un chirurgien audacieux, M. Stromeyer Little, a proposé d'ouvrir directement, à l'aide du bistouri, les abcès du foie, quelle que fût leur profondeur. Des succès sont venus couronner ses tentatives. Un médecin de la marine, M. le docteur Ayme, opéré par cette méthode, a rapidement guéri (observation V). Aussi crois-je devoir signaler tout particulièrement ce mode de traitement qui, si l'on en juge par ses débuts, parait constituer un progrès considérable.

Avant d'entrer en matière, je suis heureux d'exprimer mes sentiments de gratitude à M. le Docteur Duchamp, agrégé, pour l'obligeance avec laquelle il m'a aidé de ses conseils.

Je remercie également M. le professeur Lépine qui a bien voulu me faire l'honneur d'accepter la présidence de cette thèse.

PREMIÈRE PARTIE

§ I — Symptômes et Diagnostic

La glande hépatique ne manifeste pas ses lésions d'une manière aussi nette que les poumons et le cœur, et la bile est versée trop haut pour qu'on puisse l'analyser. (Gallard). (1)

(1) D'après des recherches récentes de M. le professeur Lépine, il serait possible d'obtenir quelques renseignements sur l'état de la fonction biliaire en dosant dans l'urine le soufre qui s'y rencontre à l'état incomplet d'oxydation (c'est-à-dire à un état autre qu'à celui de sulfates). On comprend en effet que la quantité *relative* de ce soufre soit modifiée dans l'urine quand la secrétion du soufre de la bile (qui y existe, comme on sait, à l'état d'acide taurocholique) et sa résorption sont troublées.

Malheureusement les urines de nos malades n'ont pas été examinées à ce point de vue et c'est seulement dans l'avenir qu'on pourra utiliser cette nouvelle méthode d'investigation des fonctions du foie.

Les symptômes sont nombreux ; mais aucun d'eux n'est réellement pathognomonique. Aussi devra-t-on rechercher avec soin les antécédents du malade (séjour dans les pays chauds, dysenterie, alcoolisme, etc.), avant de passer aux autres éléments de diagnostic. Ces derniers comprennent les phénomènes subjectifs, les phénomènes objectifs et les caractères de l'urine. C'est du moins dans cet ordre que nous allons les étudier.

Phénomènes Subjectifs

La *douleur,* localisée à la région malade, n'est pas un symptôme indispensable de l'hépatite suppurée. Certains auteurs refusent à la glande toute sensibilité et comme Bouillaud mettent toujours en cause la périhépatite ; d'autres admettent une sensibilité pathologique. A l'encontre de cette dernière hypothèse viendrait le fait de Stromeyer Little qui a dilacéré le tissu hépatique, chez un de ses opérés, sans provoquer la plus légère souffrance. (Observation VI).

Quoiqu'il en soit, la douleur locale existe dans les 4/5 des cas, d'après Rouis. Elle est d'abord sourde, généralisée ; c'est une sensation d'embarras, de pesanteur. Quand elle devient violente, elle est symptômatique d'une complication du côté des séreuses.

La douleur d'épaule, que Peter explique par l'irritation du nerf phrénique, a été mentionnée par Hippocrate dans les affections du foie. Elle siège au niveau du deltoïde, vers les attache du trapèze et parfois du sterno-mastoïdien.

Dutroulau lui accorde la même valeur qu'à celle du genou dans la coxalgie. Sachs, de son côté, la regarde comme caractéristique ; il cite à l'appui beaucoup de cas où la douleur d'épaule cessait toutes les fois que l'abcès se vidait soit par rupture, soit par l'opération ; elle ne tardait pas à réapparaître, dès que l'écoulement du pus était entravé.

On ne saurait aujourd'hui conserver à ce signe toute l'importance qu'on lui a donnée, puisqu'il manque très-souvent, et que, d'après Dennys, on peut le rencontrer dans d'autres affections que celles du foie, comme, par exemple, dans les maladies stomacales.

D'autres irradiations douloureuses peuvent survenir dans le dos, vers la clavicule, entre les deux épaules, dans les lombes, vers le sacrum, et, d'après Dutroulau, vers le voisinage de la crête iliaque.

La *dyspnée*, quand elle est mécanique, reconnaît pour cause l'ampliation de l'hypochondre droit. Plus fréquemment, elle est la conséquence de la douleur et s'accroît avec celle-ci qui dépend, non de l'étendue, mais du siège des lésions. Aussi voit-on des abcès limités au centre de l'organe ne donner lieu à aucun trouble respiratoire sérieux; au contraire, lorsque l'inflammation, atteignant la surface, provoque une péritonite sous-diaphragmatique, la dyspnée est parfois d'une prédominance telle qu'on croirait à des complications thoraciques, si les moyens d'exploration ne donnaient des résultats négatifs,

La *toux,* quand elle est sèche et d'origine réflexe, mérite le nom *d'hépatique.* Budd avait été frappé de ce symptôme : « L'irritation du foie, comme celle de l'estomac, devient le point de départ d'une toux sèche, brève, sympathique, et de même que la plupart des viscères abdominaux, elle peut occasionner des vomissements. » (On diseases of the Liver, 1845 p. 85). Dans cette circonstance, la toux est un symptôme d'une haute valeur. Mais elle peut résulter encore de la congestion du poumon ou d'une pleurésie légère.

Troubles digestifs. La langue présente un aspect particulier auquel Sachs attache une grande importance ; elle est couverte d'une matière épaisse, pâteuse, jaune blanche. Les émétiques n'y apportent aucune modification, signe que le même auteur regarde comme différentiel du catarrhe gastrique.

L'inappétence est de règle, les nausées et les vomissements, parfois d'origine réflexe, se montrent fréquents, quand la lésion siégeant du côté de la face concave vient à irriter l'estomac.

Les troubles intestinaux sont variables. Parmi ceux-ci, les selles dysentériques sont d'un grand secours pour le diagnostic et tout le monde connaît le cas fameux de Galien qui n'ignorait pas les rapports de la dysenterie avec l'hépatite suppurée.

La *fièvre,* qui peut manquer, présente le type

intermittent à forme vespérale. (1) Elle est souvent plutôt rémittente que franchement intermittente et montre une certaine irrégularité. Le sulfate de quinine sera la pierre de touche, et, dans certaines circonstance, une fièvre intermittente non guérie par ce médicament devra faire songer à l'hépatite suppurée.

Phénomènes objectifs.

Le malade atteint d'hépatite suppurée porte l'empreinte d'une grave souffrance. Cet aspect ne saurait être toujours mis sur le compte de la fièvre, qui peut manquer; il dépend plutôt de l'anémie causée par l'altération profonde d'un organe qui participe aux fonctions hématopoïétiques.

La peau présente cette teinte pâle, terne, légèrement jaunâtre à laquelle Dutroulau a donné le nom de *pâleur ictérique*. Le sclérotique n'a pas la couleur spéciale de l'ictère proprement dit; mais elle offre l'aspect terne, mat, de la cire qui n'est pas tout à fait blanche. (Dr Sachs.) Cambay est le seul à prétendre dans son *Traité de la dyssenterie des pays chauds*, que les yeux ont l'apparence nacrée.

L'*Ictère biliphéique* est un accident assez rare; il se manifeste ordinairement quand un conduit biliaire est comprimé par l'abcès ou bien quand l'écoulement

(1) Monneret, *Description et valeur séméiotique de quelques symptômes des maladies du foie*, in Bulletin de l'Académie de médecine, 1850.

de la bile se trouvé entravé par la rétraction du tissu cicatriciel des abcès en voie de guérison.

Presque toujours, l'inspection fera découvrir que l'hypochondre droit est tuméfié; ce qui sera confirmé par la mensuration comparativement avec le côté gauche. La différence est quelquefois minime, il est vrai; mais elle peut dépasser vingt centimètres. Les espaces intercostaux sont alors considérablement élargis.

Certains observateurs (Haspel, Rouis, Valleix, Annesley), ont beaucoup insisté sur l'*attitude* du malade. Tantôt le décubitus est dorsal; tantôt il a lieu sur le côté gauche; d'autres fois sur le droit. Comme le fait remarquer Gallard, le malade évite la douleur comme il peut.

La palpation exagère la douleur ou la provoque; elle permet aussi quelquefois de percevoir une sensation de frottement, résultant d'une péritonite concomitante.

La tension des muscles abdominaux est un phénomène constant quand les parties sont douloureuses. Twining (du Bengale), prétendait que la rigidité du muscle droit de l'abdomen était pathognomonique de la congestion et de la suppuration profonde du lobe droit; mais ce symptôme existant dans d'autres maladies, il n'est plus rationnel de lui attribuer une aussi grande importance.

Le fluctuation est difficile à trouver la plupart du temps; il faut pour cela que l'abcès soit rapproché de la surface de l'organe. L'application des deux mains ne suffit pas. Sachs conseille d'enfoncer l'extrêmité de l'index, ou du médius, complètement étendu, dans tous les points de la région hépatique, afin de rechercher l'endroit qui est le siége d'une sensibilité particulière et de le marquer au crayon. Aux examens suivants, le doigt explorateur pourra sentir une certaine mollesse et même le choc en retour indiquant la présence d'un liquide.

La *percussion* donne des renseignements précieux; elle fait constater l'augmentation de volume qui existe toujours d'après les auteurs. Il n'est pas vrai que l'intumescence du foie débute constamment par la partie inférieure, ce qui avait servi de moyen pour établir le diagnostic différentiel entre l'épanchement pleurétique droit et l'abcès du foie. Tout dépend du siége de celui-ci; s'il se trouve du côté de la face convexe, la matité remonte vers le mamelon sous la forme d'une courbe à convexité supérieure; quand le foyer est plus rapproché de la face concave, la zone de matité empiète alors plus ou moins sur la sonorité intestinale.

Examen des urines.

Les caractères des urines diffèrent selon les cas. Quand l'ictère est vrai, ce qui est rare, le liquide présente une teinte brune avec reflets verdâtres et, par l'acide azotique, prend une coloration verte, passant successivement au bleu, au violet et au rouge, au fur et à mesure des oxydations du pigment biliaire.

Très-souvent, comme l'a fait remarquer Dutroulau, les urines d'une couleur ambré-rouge, passant au rouge sombre, ressemblent à certaines bières fortes anglaises; elles teignent le linge en jaune rougeâtre. L'acide azotique détermine une teinte obscure, d'un rouge acajou, mais jamais la coloration du pigment biliaire. Enfin, on ne trouve pas de précipité résinoïde soluble dans l'acool. C'est ce que Gubler a désigné sous le nom d'*hémaphéisme*. Mais celui-ci ne dénote pas toujours que le foie soit en cause; il signifie simplement que des globules sanguins ont été détruits et que le pigment qui les constituait a passé dans l'urine. Tantôt la cause réside dans le foie qui est incable de transformer les globules sanguins pour en faire de la bile, comme par exemple dans le cas d'hépatite suppurée, sans manifestations fébriles. On a alors affaire à l'*hémaphéisme* absolu. Tantôt la glande reste intacte et les urines sont pourtant héma-phéiques; comme dans la pneumonie avec ictère, les fièvres intermittentes bilieuses, la fièvre jaune et la plupart des grandes pyrexies. C'est l'hémaphéisme relatif. D'autres fois, la glande et le sang sont simultanément atteints comme dans l'intoxication saturnine. (J. Renaut, *Thèse d'agrégation*, 1875.)

Il résulte de ces considérations, que l'hémaphéisme peut être d'une grande valeur, à la condition de tenir compte des circonstances dans lesquelles il se développe.

C'est ainsi que Gubler et dernièrement M. Bouveret, médecin des Hôpitaux de Lyon, ont été mis sur la voie du diagnostic.

Partant de cette donnée, qui paraît résulter des

recherches de la physiologie, que le foie est le principal organe formateur de l'urée, Brouardel, après Parkes, a cherché à établir qu'au cours des affections hépatiques l'urée peut subir des modifications dans sa quantité. Celle-ci serait d'abord augmentée pendant la période de congestion, pour diminuer quand survient la désorganisation du parenchyme glandulaire. (Suppuration, ictère grave, stéatose phosphorique).

M. Kelsch, étudiant les *variations de l'urée dans les affections du foie en Algérie* est arrivé à des résultats « qui ne cadrent pas avec les propositions formulées par l'éminent professeur de Paris. »

Cependant, dans une observation relative à une suppuration étendue du foie, le même auteur a constaté *la diminution progressive de l'urée en même temps que la destruction progressive du parenchyme hépatique*. Malgré cette concordance évidente, M. Kelsch ne se croit pas autorisé à penser qu'il y ait une relation causale entre les deux facteurs. « N'est-ce donc rien, dit-il, au point de vue de l'activité générale des processus chimiques qu'un tube digestif, amoindri dans ses fonctions, qu'un foie qui ne prépare plus pour le sang les matières sucrées et albuminoïdes ? Au reste, à ne considérer que le chiffre moyen de l'urée (il oscille entre 7 et 8), nous l'avons vu descendre et se maintenir, aussi bas, chez tous les cachectiques dont les processus nutritifs sont amoindris, chez les cancéreux, les phthisiques arrivés à la période ulcéreuse (moyenne de 9 à 11 sur un grand nombre d'analyses faites dans notre service) chez des sujets atteints de diarrhée chronique.

Si la déchéance des fonctions nutritives est par elle seule capable de ramener le taux journalier de l'urée à une moyenne de 7 à 8, ne sommes-nous pas fondé d'imputer cette diminution de l'uropoïèse dans nos observations d'hépatite aiguë, non pas à la destruction progressive du foie, mais au ralentissement graduel de la nutrition générale? » *(Progrès médical 1880.)*

Nous croyons devoir reproduire les conclusions auxquelles le même auteur se trouve amené par la nature de ses observations :

1° Les affections purement congestives du foie n'ont pas produit une exagération sensible dans la production de l'urée ;

2° Si la diminution progressive de ce principe dans les hépatites suppurées et fibreuses peut être rapportée physiologiquement à l'insuffisance de l'alimentation, de la digestion, de la nutrition, des mouvements, etc..., au moins, est-il difficile de démêler, dans l'influence incontestable de ces divers facteurs, la part que pourrait avoir la suppression du foie en tant qu'organe uropoïétique ;

3° Enfin, il semblerait, d'après certains faits cliniques, que, dans l'atrophie graisseuse aiguë, ce n'est point la formation, mais bien l'élimination seulement de l'urée qui se trouve diminuée, et ces faits doublés des résultats confirmatifs de l'expérimentation, acquièrent une valeur sérieuse dans le débat sur l'origine de l'urée.

Ces conclusions, on le voit, ont une signification négative à l'endroit de la fonction uropoïétique du foie. Elles sont en contradiction avec la physiologie (M. Picard, professeur à la Faculté de Lyon, 3 novembre 1877, *Société de biologie*) et la pathologie (M. Valmont, *Thèse de Paris 1879.)*

Toutefois, M. Kelsch n'ose porter un jugement définitif sur un problème aussi complexe ; il se borne à faire remarquer qu'il faut se servir avec la plus grande réserve des variations de l'urée dans le diagnostic des affections hépatiques.

En effet, on s'exposerait à rechercher le pus, quand il n'existe pas, et réciproquement, on s'obstinerait à méconnaître la présence d'un abcès. C'est ce que démontre l'observation II.

Il résulte aussi des recherches de M. Cazeneuve faites sur plusieurs malades (congestion hépatique, ictère catarrhal, etc.) du service de M. le professeur Lépine, que les rapports de l'excrétion de l'urée et des affections hépatiques ne sont pas encore parfaitement établis.

§ II — Diagnostic différentiel et Complications

Les principales affections avec lesquelles on peut confondre l'hépatite suppurée sont les suivantes : Congestion du foie, fièvres bilieuses des pays chauds, épanchement pleurétique droit, pleurésie diaphragmatique, kystes hydatiques, cancer, dilatation de la vésicule biliaire, phlegmons sous-péritonéaux, épanchements péritonéaux.

La congestion du foie, par l'absence de frissons, se distingue de l'hépatite suppurée qui, toutefois, peut ne pas s'accompagner de manifestations fébriles. Si, sous l'influence de la médication, le gonflement et la douleur disparaissent rapidement, on pensera plutôt à une congestion simple.

La fièvre bilieuse des pays chauds a de nombreux points de ressemblance avec l'une des formes aigües de l'hépatite suppurée. Bertulus (*Gazette des Hôpitaux, 1859*), a indiqué les caractères respectifs de chaque affection. Pour la fièvre bilieuse, ictère au début, presque constant, franche intermittence des accès, diarrhée, tendance à l'état typhoïde et adynamique ; pour l'hépatite, ictère peu accusé, manquant souvent, intermittence peu marquée, constipation.

La confusion peut se faire avec l'épanchement pleurétique droit: dans les deux cas, la base du thorax s'élargit et la percussion donne de la matité. Mais celle-ci a la forme d'une courbe à convexité supérieure, remontant vers le mamelon, quand il s'agit d'un abcès du foie ; dans la pleurésie, *la ligne de contour de la matité* est variable selon la position du malade et la nature de l'épanchement. L'auscultation surtout révélera les différences : le murmure vésiculaire sera, il est vrai, diminué ou aboli ; mais dans la pleurésie, on pourra entendre du souffle, de l'égophonie ou du chevrotement, symptômes par lesquels ne se manifeste jamais un abcès du foie.

M. Guéneau de Mussy a indiqué les points de contact et les différences qui existent entre l'hépatite et la pleurésie diaphragmatique : « mêmes douleurs réflexes sus-claviculaires, même saillie du foie, dans l'hypochondre, même répulsion des côtés en dehors, même possibilité d'un ictère ; dans les cas rares d'hépatite qu'il m'a été donné de voir, je n'ai constaté ni le point épigastrique, ni la dyspnée si intense, ni la difficulté du décubitus horizontal qui caractérisent la maladie que nous décrivons (la pleurésie diaphragmatique). (Clinique médicale, tome I, page 650).

Les *Kystes hydatiques non suppurés* pourraient donner lieu à une méprise, lorsqu'ils proéminent sous forme d'une voussure localisée ; mais on sait que leur présence est compatible pendant longtemps avec une bonne santé et l'on ne constate pas d'empâtement de la région comme pour les abcès du foie. La voussure a un aspect globuleux et pointe de préférence au-dessous de l'appendice xiphoïde. D'ailleurs, pas de fièvre et parfois des hémorrhagies ; le frémissement hydatique sera recherché avec soin. Enfin, une ponction exploratrice viendra lever tous les doutes. Si le kyste suppure, on évitera de tomber dans l'erreur en remontant aux antécédents.

Le *cancer* du foie se reconnaît à sa marche, à son apyrexie, aux symptômes spéciaux qu'il provoque. La confusion ne pourrait avoir lieu qu'en présence de masses encéphaliques ramollies et donnant la sensation de fluctuation. Mais, outre l'absence de fièvre, on constatera des nodosités dans le voisinage. Le cancer du foie étant rarement primitif, l'attention sera attirée par l'existence de tumeurs de même nature développées dans d'autres organes.

La vésicule biliaire peut se dilater outre-mesure : D'après Murchison, Bright a rapporté un cas où elle formait une tumeur fluctuante s'étendant presque jusqu'à la crête iliaque. (1) Babington a publié un cas dans lequel la vésicule contenait trois cuvettes de bile (2), et Copland en signale un autre dans lequel elle en renfermait quatre litres, et, par son développement, projetait les fausses côtes au dehors, de chaque côté (3). Si la suppuration arrive, la douleur, les frissons, la fièvre, achèvent de mettre dans l'embarras; on devra se baser sur la disposition générale de la tumeur qui est piriforme et se projette du bord du foie dans la situation occupée par la vésicule. Les antécédents achèveront d'éclairer le diagnostic et l'on apprendra que cette distension exagérée a été précédée d'ictère et de coliques hépatiques.

Les phlegmons sous-péritonéaux, quand ils se développent dans la région hépatique peuvent simuler les abcès du foie; ils soulèvent, en effet, les fausses côtes et viennent parfois les déborder en bas.

M. Poisson, rapportant deux cas de ce genre dans sa thèse (Paris 1877), l'un recueilli dans le service de M. Chauffard à l'hôpital Necker, l'autre emprunté aux cliniques de Gosselin, a donné les signes différentiels suivants: 1° Par la palpation, on sent le foie qui n'est pas augmenté de volume; 2° le pus ne présente jamais l'aspect brun chocolat caractéristique; 3o le doigt sent le plan postérieur du foyer et non une excavation plus ou moins profonde comme celle que

(1) Abdominal Tumours. Sydenh. Soc. Ed. p. 271.
(2) Guy's Hosp. Reports. — 1842-3. T. VII
(3) Diction. of pract. med. t. II p. 4.

donnerait un abcès viscéral; 4° en continuant l'exploration, on ne trouve nulle part d'ouverture conduisant dans une arrière-cavité qui pourrait être celle d'un abcès du foie ouvert en manière de sablier.

On pourrait ajouter que la fluctuation de cette variété de phlegmon est plus facile à percevoir et que la tumeur n'est pas mobile sous l'influence des mouvements respiratoires. Sachs (du Caire) applique la méthode d'exploration décrite par Middeldorpf, sous le nom d'*Akidopérastique* (1); il conseille d'enfoncer une aiguille dans le point fluctuant. Si l'abcès siége dans l'intérieur de la glande, celle-ci fera basculer l'aiguille pendant les excursions du diaphragme.

Les *épanchements du péritoire*, enkystés entre le foie et le diaphragme, peuvent soulever l'hypochondre droit, abaisser la glande et simuler soit un abcès de la face convexe, soit un kyste hydatique; on devra se guider d'après les symptômes de péritonite aigüe ou généralisée qui auront précédé. Le diagnostic d'un cas de ce genre n'a été possible qu'à l'autopsie, comme il résulte de l'observation IV.

Complications.

Souvent les abcès de la face convexe s'accompagnent de pleurésie droite avec épanchement et il est difficile de reconnaître cette complication. Il est même

(1) Die Akidopeirastic du Dr Middeldorpf, in Günsburg's Zectschrift, Jahrgang, 1865.

arrivé qu'on a regardé cette dernière, quand l'épanchement est purulent, comme la cause primitive de tous les accidents, sans songer à l'existence de l'hépatite. « Une pleurésie purulente a dit Rendu (1), peut être simulée par un abcès du foie, au point que l'erreur n'est reconnue qu'à l'autopsie. Nous avons été témoin d'un fait de ce genre.

Un malade du service de M. Guyot, atteint six semaines auparavant d'un point de côté, considéré comme pleurétique, arrive à l'hôpital de Lariboisière avec une douleur violente vers la 7e ou la 8e côte, de l'oppression, de la toux et une fièvre à redoublements nocturnes. On constate de la matité dans le tiers inférieur de la poitrine avec absence de respiration, de vibrations thoraciques et de souffle. Bientôt se dessine une voussure circonscrite; les espaces intercostaux s'élargissent et la fluctuation devient perceptible, en même temps que se fait de l'œdème de la paroi thoracique. On diagnostique une pleurésie purulente et on pratique l'empyème, qui est suivi d'une amélioration considérable. Mais un mois plus tard, le malade succombe à une diarrhée colliquative. Or, à l'autopsie, grande fut la surprise de voir que l'empyème avait été pratiqué sur une collection hépatique et qu'il existait trois autres abcès dans l'intérieur du parenchyme. (Auger, Bullet. Soc. anatomique, 1875, p. 640). M. Guéneau de Mussy a cité dans ses cliniques deux faits analogues. (Contrib. à l'hist. des abcès du foie, in *France médicale*, 1875). On peut en rapprocher

(1) *Dictionnaire encyclopédique*, art. foie.

celui de Gintrac (*Journ. de méd.* de Bordeaux, fév. 1857), chez lequel existaient des signes d'épanchement pleural avec fistule pulmonaire. Le diagnostic était resté fort douteux entre un épanchement purulent hépatique ou pleural; l'autopsie montra une communication entre la collection du foie et la base du poumon.» Notre ex-collègue et ami, le Dr Couteaud (1), croit « que, dans des cas de cette nature, on peut arriver à trancher toutes les incertitudes par la constatation de l'exagération des vibrations thoraciques dans les parties supérieures du côté droit. » Cette conviction est basée, chez lui, sur l'observation qu'il a faite de deux cas d'hépatite, l'une simple, l'autre suppurative, compliquées d'épanchement pleurétique du côté droit.

Quand l'inflammation s'est propagée à la plèvre et au péritoine, les symptômes propres de l'hépatite se trouvent entièrement masqués par les complications qui dominent la scène, et l'on peut naturellement croire à une tuberculisation aiguë généralisée, ainsi que Guéneau de Mussy l'a déjà signalé.

Quelquefois, les symptômes généraux s'aggravent, l'abattement et la prostration donnent les allures de la fièvre typhoïde. Dans un cas analogue, Descroizille évita l'erreur, grâce à l'apparition de l'ictère. (Hépatite aiguë suppurée, *in Bulletin de la Société anatomique,* 1861.)

On a vu un abcès du foie, développé dans la région épigastrique simuler un cancer de l'estomac par la

(1) *De l'exagération des vibrations thoraciques au-dessus des épanchements pleurétiques,* thèse de Montpellier, 1881.

marche des accidents. Tel est le cas de Béhier. (*Gazette des hôpitaux*, 1869, n° 116).

Nous allons maintenant citer deux faits intéressants, recueillis à la clinique de M. Barthélémy, professeur à l'École de médecine navale de Toulon.

A l'hôpital Saint-Mandrier (Toulon), un malade atteint de diarrhée de Cochinchine, présentait un abcès ouvert un peu au-dessous de l'hypochondre droit. Le séjour antérieur dans les pays chauds, l'empâtement de la région hépatique dont la matité se trouvait augmentée, la suppuration fétide, tout faisait nécessairement songer à un abcès du foie. Le malade mourut dans le marasme, et l'autopsie démontra l'existence d'une pleurésie purulente : le liquide avait ulcéré le 6e ou le 7e espace intercostal, pour fuser sous la peau et apparaître loin de son origine.

Erreur inverse :

Il s'agit encore d'un malade arrivé de Cochinchine.

On constate, du côté droit, une fluctuation très-étendue qui occupe l'hypochondre ainsi que la partie postérieure et latérale de la région thoracique inférieure.

Cette nappe de pus qui ne fait guère saillie provient-elle de la colonne vertébrale ?

Toutefois, application de deux caustiques, drainage, irrigations. Bientôt la douleur de côté fait penser à une lésion costale ; puis on s'aperçoit que l'air est aspiré pendant la respiration. On pense à un pyopneumothorax.

Mais *l'aspiration a lieu pendant le mouvement ex-*

piratoire et la sortie de l'air au moment de l'inspiration.

Si l'on tient compte des phénomènes mécaniques de l'acte respiratoire, il est facile de voir que, dans le cas d'empyème, l'air ne peut se précipiter dans la poitrine au moment où elle se rétrécit, et qu'il ne saurait être rejeté au-dehors pendant que l'ampliation thoracique fait le vide dans l'intérieur. Il faut donc une poche purulente sous le diaphragme qui s'élève pendant l'expiration.

On explore avec précaution avec une sonde et l'on diagnostique une carie costale.

Autopsie. C'était un abcès du foie : le pus avait baigné et altéré la côte dont la lésion avait été regardée comme primitive. Il était impossible de faire un diagnostic certain.

Ainsi, comme on le voit, le diagnostic des abcès du foie est souvent difficile, parfois impossible soit au début, soit même pendant toute la durée de la maladie, et il est des affections qui peuvent simuler l'hépatite suppurée. C'est ce qui se trouve encore démontré dans les observations qui vont suivre.

§ III — **Observations**

OBSERVATION I (recueillie à la clinique de M. Barthélémy). — ABCÈS DU FOIE OUVERT DANS L'INTESTIN.

Le Tourny (Pierre), âgé de 35 ans, 2e maître infirmier. — Entré à l'hôpital le 27 janvier 1881. — Décédé le 27 février de la même année.

A d'abord fait un séjour de cinq ans en Cochinchine où il a été atteint de diarrhée. La guérison n'a pas été complète, car il est toujours resté un peu de dyspepsie.

Nommé 2e maître, il fait un nouveau voyage pour la même colonie. Tout-à-coup, pendant la traversée, il ressent une douleur violente au niveau de l'épigastre. — De retour à Toulon, teinte jaunâtre des téguments, amaigrissement notable. On lui accorde un congé de convalescence à l'expiration duquel il est obligé d'entrer à l'hôpital. — Le malade dit avoir éprouvé à l'épigastre une sensation de rupture. A l'examen de cette région, on constate manifestement une tumeur dure, bosselée, résistante et rénitente, ce qui joint à une teinte jaunâtre généralisée fait croire à un cancer stomacal.

Bientôt après, Le Tourny va séjourner à la campagne et vient se présenter à la visite à différents intervalles. C'est alors qu'on croit sentir de la crépitation au niveau de la tumeur et l'on conclut à la présence d'acéphalocystes.

Un beau jour, le malade, plein de joie, vient dire que « tout a disparu », à la suite d'une évacuation, par les selles, de matières dont il ne peut préciser la nature. On se croit en droit de songer à la guérison.

Mais, malheureusement pour le malade, et non pour le diagnostic, bientôt après, la fièvre s'allume, des sueurs nocturnes surviennent, l'épaule droite est le siège de douleurs, et la région de l'hypochondre s'empâte.

On avait donc affaire à un abcès du foie qui, d'après les symptômes antérieurs, se serait ouvert et vidé du côté du côlon pour se reproduire actuellement.

On explore avec soin et l'on constate que l'abcès se trouve à une distance des téguments d'au moins dix centimètres. L'intervention chirurgicale est jugée inutile, car le malade vomit un verre de pus blanc verdâtre, à deux reprises différentes ; ce qui fait penser que la collection purulente a trouvé une voie dans l'estomac par lequel elle est en train de se vider. Enfin le malade succombe au milieu du cortège de l'hecticité.

Mais l'autopsie nous réservait des surprises. En effet, l'estomac est reconnu parfaitement sain : pas de fistule, pas d'épaississement, ni d'adhérences, aucun indice qui puisse faire songer à une oblitération.

L'œsophage ne présente aucune trace de lésion.

Pour retirer le foie de la cavité abdominale, on dissèque avec soin le diaphragme qui, par l'intermédiaire du péritoine, a contracté des adhérences avec la face convexe de l'organe. On coupe le ligament suspenseur, et, le canal cholédoque lié, on place le foie sur une table, dans sa position normale. La coloration du tissu n'est pas tellement modifiée qu'on y puisse supposer de prime-abord une lésion pareille à celle que l'on cherche.

M. Barthélémy se demande alors comment il se fait que cet

abcès, dont il avait eu le pus sous les yeux et dans la main, était limité de toutes parts !

On constate, sur la face convexe, une tumeur fluctuante et pointant vers l'orifice cardiaque de l'œsophage (le foie étant supposé dans la cavité abdominale). Un scalpel est enfoncé profondément à ce niveau et il s'échappe aussitôt un flot de pus, couleur chocolat, dont la quantité peut s'évaluer, à peu près, à 250 ou 300 grammes.

On se trouve donc en présence d'une cavité profondément située dans le lobe droit, auprès du grand sillon du foie, possédant des parois très épaisses, ne paraissant pas avoir de diverticule, et parfaitement close. En effet, la cavité purulente une fois lavée, le pus est remplacé par une quantité équivalente d'eau, et rien ne s'en échappe, le niveau du liquide restant le même.

Il fallait expliquer comment et par quelle voie cet abcès s'était ouvert à deux reprises dans l'intestin et dans l'estomac, puisqu'une première fois le pus s'était évacué par les selles, et qu'une deuxième fois le malade avait rendu par la bouche deux verres de pus blanc verdâtre. On procède à de nouvelles recherches. L'estomac, lié au pylore, est insufflé par le cardia ; aucune perforation n'est constatée ; il n'y a sur aucun point de ses parois pas même une légère induration, pouvant faire croire à l'existence d'une ouverture cicatrisée par la suite. Du reste, pas la moindre adhérence avec le foie.

La partie terminale de l'œsophage qui était la plus rapprochée du sommet de la tumeur est examinée avec soin et on n'y remarque rien d'anormal.

Le duodénum est absolument sain ; il contient du lait comme l'estomac. Les poumons sont normaux ; le droit est un peu congestionné à la base ; pas d'adhérence pleurale au diaphragme.

Après toutes ces nombreuses investigations restées infructueuses, on a l'idée que la communication aurait pu se faire par un ou plusieurs canaux hépatiques ulcérés, et que le pus aurait cheminé par cette voie dans la vésicule biliaire, le canal cholédoque et le duodénum.

Au moyen d'une seringue à hydrocèle on fait passer par le canal cholédoque un courant d'eau qui distend la vésicule biliaire, et l'on ne tarde pas à voir sourdre dans le fond de la cavité purulente, préalablement étanchée, une assez grande quantité de liquide qui y arrive par plusieurs orifices.

L'expérience est pratiquée plusieurs fois et le passage du liquide se fait de plus en plus aisément de la vésicule dans la cavité morbide. Cette communication constituant une explication suffisante des phénomènes manifestés pendant la vie, l'autopsie est arrêtée là.

Maintenant tout s'explique : Il y a eu d'abord ulcération de l'un des grands canaux biliaires ; le pus a rempli la vésicule, l'a distendue (d'où coliques hépatiques durant le voyage) et bientôt cette dernière, dilatée outre mesure, formait à l'épigastre la tumeur déjà signalée ; la crépitation était produite par l'expulsion du liquide à travers le canal cholédoque. L'abcès s'est vidé deux fois par l'intermédiaire de la vésicule : la première fois, le pus est descendu avec les selles; la deuxième, il a été rejeté par les vomissements à la suite de mouvements antipéristaltiques. Il va sans dire que la guérison apparente, survenue tout à coup, avait été produite par le dégorgement de la vésicule biliaire.

Le diagnostic est porté : « *Abcès du foie ouvert par les canaux hépatiques dans la vésicule biliaire, et de là dans le tube digestif.* »

OBSERVATION II. — Abcès du foie siégeant à la partie convexe du lobe droit. (1)

(de M. le Dr Vedel, médecin militaire).

Le 27 décembre 1879, entrait à l'hôpital militaire de Médéah un civil européen, C..., âgé de 35 ans, habitant depuis plus de cinq ans l'Algérie. Il est acclimaté et ne présente aucun antécédent d'intoxication syphilitique, alcoolique ou paludéenne.

Depuis longtemps C... se plaint d'une vive douleur siégeant à l'hypochondre droit, à la hauteur de la 10e côte, et de là s'irradiant à la clavicule du même côté; à la douleur se joint une toux opiniâtre quinteuse; l'expectoration est abondante; pas de réaction fébrile; l'appétit est conservé; les forces ne paraissent avoir subi aucune modification.

L'auscultation et l'examen des cavités thoracique et abdominale, ne fournissent aucune indication suffisante pour affirmer un diagnostic.

Le malade reste un mois à l'hôpital et au bout de ce temps réclame sa sortie.

Grâce à un traitement approprié, le malade se trouvait considérablement soulagé; les douleurs de l'hypochondre et de la clavicule avaient presque complétement disparu, la toux s'était calmée; l'état général du malade en un mot était relativement bon.

Un mois et demi après, C... venait, le 12 février 1880, pour la seconde fois à l'hôpital redemander nos soins.

(1) *Recueil de mémoires de médecine et de chirurgie militaires* 1880)

Un nouvel examen révèle les symptômes suivants :

Les douleurs existent aux mêmes points, surtout au niveau de la 10e côte, mais avec une intensité beaucoup plus grande; la respiration est difficile, la toux fréquente survenant par quintes; l'aspect général est mauvais, l'amaigrissement considérable; il y a perte générale des forces, teinte sub-ictérique, pas de mouvement fébrile, appétit presque nul.

L'auscultation et la percussion thoracique ne révèlent rien.

La percussion très douloureuse du foie nous montre une diminution notable dans le volume de cet organe.

Sur la paroi abdominale, entre l'appendice xiphoïde et le pubis, sur la ligne médiane et de chaque côté de la ligne blanche, existe un réseau à larges mailles de veines dilatées, dont quelques-unes atteignent un volume supérieur à celui d'une plume d'oie. Le ventre est légèrement ballonné, mais il n'y a pas trace d'épanchement ascitique.

La température oscille entre 36°7 et 37°2.

L'analyse des urines est faite le 18 mars, et donne les résultats suivants : densité 1035; dépôt abondant d'urate de chaux (?) Le dosage de l'urée donne 34 grammes d'urée pour 1000 grammes d'urine. Ce chiffre énorme de 34 grammes d'urée est important à signaler, car Brouardel, dans les *Archives de physiologie de* 1876, parlant du rôle important joué par le foie dans la sécrétion de l'urée, mentionne la diminution de celle-ci dans les hépatites suppurées, quand l'abcès a détruit une partie du parenchyme.

Disons tout de suite que, dans le cas actuel, il n'en a pas été ainsi. L'autopsie a révélé une destruction considérable d'une partie de l'organe, tandis que l'analyse de l'urine avait décelé des proportions énormes d'urée.

Dans cette maladie (hépatite suppurée), ajoute Brouardel, il y a toujours de la fièvre; nous venons de dire que la température ne s'est jamais élevée au-dessus de 37°2.

La localisation de la douleur, l'aspect sub-ictérique du malade, la dilatation des veines superficielles de l'abdomen, l'absence de tout autre symptôme semblaient faire croire à une sclérose atrophique du foie.

Quelques jours après ce premier examen, le 21 mars, à la visite du matin, apparaît une tumeur dont le centre occupe le 5e et le 6e espace intercostal droit, tumeur quasi fluctuante, du volume d'une noix, s'affaissant presque complètement, lorsque le malade porte le bras droit au-dessus de la tête.

Un nouvel examen du malade est fait.

La douleur au niveau de l'hypochondre droit et de la clavicule est moins vive, cependant la pression la réveille, l'exaspère même, surtout au niveau de la tumeur dont l'examen est, par suite, rendu beaucoup plus difficile.

CAVITÉ THORACIQUE. *Percussion.* — En avant, exagération de la sonorité dans toute l'étendue du poumon; en arrière, submatité en haut et matité complète en bas, à droite; à gauche, sonorité exagérée.

Auscultation. — A gauche, en avant et en arrière, on entend dans toute la hauteur du poumon, des râles fins et humides; l'expiration est prolongée; à droite, en même temps que les râles précédemment mentionnés, existent aux deux temps de la respiration, des craquements fins et nombreux perçus en avant et en arrière, dans les deux tiers du poumon; la toux ne leur fait subir aucun changement.

Au niveau de la tumeur et au-dessous de l'aisselle, ils sont beaucoup plus gros et beaucoup plus humides, ressemblant aux gargouillements dus à la présence d'une caverne pulmonaire.

Aux deux tiers supérieurs, souffle léger et absence presque complète de murmure vésiculaire; au tiers inférieur, celui-ci disparaît complètement.

L'aspect général est mauvais; amaigrissement considérable, insomnie opiniâtre, dyspnée intense, fréquente, expectoration purulente, appétit presque nul; notons qu'il n'y a jamais eu de mouvement fébrile ni de diarrhée.

En présence de ces symptômes et malgré les opinions de plusieurs médecins, M. le professeur Lacassagne, alors médecin en chef, diagnostiqua une pleurésie diaphragmatique avec épanchement purulent d'abord enkysté par les fausses membranes et dont le pus tendait aujourd'hui à se frayer une voie à travers la 5e et la 6e côte ; les râles humides et fins, entendus à gauche sont dus à une congestion du poumon du même côté ; les craquements sont des bruits pleurétiques ; les râles simulant des gargouillements se passent dans une cavité close enkystée dans la plèvre ; l'absence du murmure vésiculaire à droite et en bas est la conséquence forcée de l'épanchement. En un mot, rien du côté des poumons, tous les bruits sont des bruits pleurétiques.

L'autopsie prouvera combien juste était cette opinion et non celle de tuberculose vers laquelle penchaient plusieurs médecins appelés en consultation.

Le diagnostic établi, M. Lacassagne n'hésite pas à faire, séance tenante, l'empyème, en pratiquant une ouverture au niveau de la tumeur, et en disséquant en quelque sorte, couche par couche, suivant la direction des côtes. L'opération faite, il s'écoule environ un litre et demi de pus.

Ce pus se présente sous l'aspect d'un liquide blanc verdâtre, à consistance crémeuse, à odeur franche ; il ne ressemble en aucune façon au pus rouge brun, semblable à la lie de vin, provenant des débris de tissu lobulaire engorgé et des globules sanguins restés mélangés à la masse fluide.

Le diagnostic était donc confirmé, ou du moins le paraissait. Grâce à un drain laissé à demeure, la cavité est, deux fois par jour, lavée avec une solution de chloral au millième.

L'état général du malade ne s'améliore pas et, quatre jours après, le patient meurt subitement.

Autopsie. — Faite 36 heures après la mort.

Emaciation complète. — Rigidité cadavérique très prononcée.

Cavité thoracique. — Plèvre. — A l'ouverture de la cavité

thoracique, il s'échappe une quantité assez considérable d'un liquide séreux. Au niveau du point où a été faite la ponction existent des pseudo-membranes formant une couche large et épaisse, limitant une cavité remplie de pus, de la grosseur d'un œuf d'oie.

Au niveau de la colonne vertébrale se trouvent quelques adhérences.

Sur tout le reste de son étendue la plèvre est exempte de toute altération.

Poumons.— Les poumons sont sains, légèremen tcongestionnés.

Cœur. — Le cœur est exsangue, légèrement ramolli; quelques caillots organisés dans le ventricule gauche.

Cavité abdominale. — La paroi abdominale antérieure enlevée, on voit que la convexité culminante du foie, ainsi que sa grosse extrêmité, sont intimement unis à la voûte du diaphragme, de telle sorte que pour isoler l'organe il faut faire une véritable dissection; celle-ci faite, on tombe sur un énorme abcès à forme sphéroïdale, creusé complètement au-dessus et aux dépens du lobe droit du foie. La portion correspondante du diaphragme a complètement disparu. L'abcès après s'être frayé une voie à travers la paroi costo-diaphragmatique est venu déboucher supérieurement contre la plèvre pariétale, entre la 5e et la 6e côte.

Ainsi limité, l'abcès occupe verticalement tout l'espace compris entre la 5e et la 9e côte. Il mesure 12 centimètres, suivant son diamètre vertical, et 11 suivant son diamètre horizontal.

Parois de l'abcès.— Les parois de l'abcès sont anfractueuses et tapissées par une couche pseudo-membraneuse qu'il est difficile de séparer du tissu glanduleux ambiant. La surface de cette membrane présente aux doigts la sensation d'un velours ras et unis.

Altération du foie. — Sur toute la surface du foie apparaissent, serrées les unes contre les autres, des proéminences plates, grosses comme une tête d'épingle, qui ne sont autre chose que les granulations observées dans la dégénérescence cirrhotique de cet organe. A la partie supérieure du lobe droit on remarque des tractus plus ou moins larges d'un tissu conjonctif grisâtre entourant les granulations, auxquelles ils envoient des prolongements.

Tout au milieu de l'abcès, le tissu glanduleux a acquis une teinte orangée uniforme.

Sur une coupe transversale se montrent de nombreuses cellules remplies de graisse que circonscrivent des tractus fibreux.

Intestins. Ne présentent aucune trace d'altération.

Rate. Présente une hypertrophie notable, ses éléments sont normaux.

Comme le fait remarquer M. Vedel, les symptômes observés durant la vie ne permettaient non-seulement pas de poser le diagnostic d'abcès du foie, mais encore autorisaient complètement celui de pleurésie diaphragmatique.

Les symptômes généraux, vomissements, diarrhée, embarras gastrique, hypertrophie du foie, les accès de fièvre irréguliers, analogues à ceux de la pyoémie faisaient absolument défaut, ainsi que l'ascite observée dans les abcès volumineux du foie et résultant de la compression de la veine porte ou de ses branches. Tout, au contraire, faisait pencher la balance en faveur d'une pleurésie diaphragmatique, car on sait que celle-ci peut ne pas s'accompagner de fièvre.

D'ailleurs, la matité de la région hépatique était diminuée inférieurement, et si sa plus grande étendue en haut en même temps que l'absence du murmure vésiculaire à droite avaient été dues à l'hypertrophie du foie, venant faire saillie dans le thorax, en refoulant le poumon droit, l'empyème fait au niveau du 5e et du 6e espace intercostal, l'instrument aurait dû léser cet organe; or, la sonde est venue se faire jour dans une cavité purulente où elle jouait librement et ne pouvait par conséquent atteindre la glande. Enfin le pus n'était pas couleur chocolat, mais blanc verdâtre, crémeux, comme dans les pleurésies purulentes.

OBSERVATION III. — Abcès du foie. Hémaphéisme de l'urine.

(M. le docteur Bouveret, médecin des hôpitaux. *in Lyon médical*, avril 1881.)

B... C... habite Oullins, où il est employé de la Compagnie du chemin de fer. Il a 45 ans. Son père est mort à 75 ans d'une attaque d'apoplexie; sa mère, à 34 ans, d'une maladie de poitrine. De quatre frères et quatre sœurs, six sont morts dans un âge peu avancé. Lui, eut la variole à l'âge de trois ans.

Quelques excès alcooliques dans sa jeunesse. Il fut soldat pendant sept ans, et fit son service militaire à Boulogne et en Afrique où il resta moins de deux ans.

Pendant ce court séjour, il fut pris d'une diarrhée rebelle qui dura, dit-il, près d'un an. Depuis cette époque, bronchites fréquentes, bientôt accompagnées d'oppression. Il y a douze ans environ, vertige subit dans la rue; il y eut perte de connaissance; le malade se rappelle seulement que cette attaque vertigineuse fut suivie de vomissements. Il en fut alité pendant dix jours. On ne peut sur ce point obtenir de renseignements plus précis. Deux ans après parurent quelques troubles nerveux, mais qui ne durèrent pas et ne se sont pas reproduits : la mémoire était notablement affaiblie, la parole embarrassée et la démarche incertaine. Le malade nie tout antécédent syphilitique et n'a d'ailleurs jamais suivi de traitement spécifique.

Le début de la maladie actuelle remonterait au mois de juillet 1880. Ce fut d'abord une diarrhée d'apparence assez bénigne; les selles ne dépassaient pas cinq à huit par jour, n'étaient pas très douloureuses, et, autant qu'il se le rappelle, ne contenaient pas de sang. Au bout de quinze jours environ, pour combattre cette diarrhée, notre homme eut la singulière idée d'avaler d'un trait une bouteille de limonade gazeuse très froide. Cette imprudence fut suivie de vomissements, de frissons, puis de fièvre. Les jours suivants, le mal s'aggrava; le malade eut de la toux, de l'oppression, et fut obligé de se mettre au lit.

Le 2 août, il entra dans le service de M. le docteur Boucaud, et voici, relevé sur la feuille d'observation, le résultat de l'examen fait à l'entrée à l'hôpital: dyspnée, toux modérée; absence de vibrations thoraciques à la base droite du thorax en arrière; matité dans cette région, mais peu étendue; à ce niveau, murmure vésiculaire très faible ou nul; ni souffle, ni égophonie.

A gauche, respiration emphysémateuse, râles de bronchite disséminés. — Vésicatoires, puis pastilles de potasse. Rien au cœur. — Les urines ne contiennent pas d'albumine.

Cet état persiste les jours suivants, sans modifications.

Sur ces entrefaites, je remplaçai une première fois M. Boucaud pendant une période de dix à douze jours, vers la fin de septembre. Il me parut en effet évident que ce malade avait une pleurésie droite et je continuai le même traitement.

Jusqu'au commencement de novembre, l'observation ne donne aucun détail de quelque importance. On note seulement que l'état général devient de plus en plus grave.

Le 5 novembre, je fus appelé de nouveau à remplacer M. Boucaud. La pleurésie me paraît plus étendue; je suis frappé également du dépérissement du malade.

Souvent, dans la journée, il est pris de frissons ou de poussées sudorales. La face, très amaigrie, est d'une teinte terreuse.

La suppuration de l'épanchement était probable; je proposai une ponction dans un des derniers espaces intercostaux. — Refus énergique.

8 novembre. — La fièvre hectique continue. La température, prise le soir, est de 38°5 à 39°. Douleurs continues à la base du thorax à droite; la palpation réveille une sensibilité vive au niveau des insertions costales du diaphragme. Vomissements fréquents, inappétence absolue. Ces symptômes sont attribués à une péritonite partielle de l'hypochondre droit. Pas d'irradiations douloureuses dans l'épaule. Dilatation notable des derniers espaces intercostaux. Le foie, percuté à ce moment, ne dépasse pas sensiblement le rebord des fausses côtes.

Les jours suivants, l'ampliation des derniers espaces intercostaux augmente encore. Dans le huitième et le neuvième on commence à constater de l'œdème.

L'existence d'une suppuration profonde ne saurait être mise en doute, je propose encore une ponction que le malade refuse toujours avec la même obstination. A ce moment, j'aurais ponctionné dans le huitième espace intercostal, à peu près sur la ligne axillaire.

Cependant le diagnostic : pleurésie suppurée de la base, me semble moins probable. La pleurésie qui existe certainement doit être secondaire; il y a des symptômes non douteux de péritonite périhépatique; bien qu'il n'y ait pas eu d'ictère, l'idée me vient qu'il pourrait bien s'agir d'un vaste abcès à la convexité du foie.

J'examine alors de nouveau les urines. Elles ne renferment point d'albumine ni de pigment biliaire, mais elles présentent à un haut degré *les caractères de l'urine hémaphéique.*

Pour résumer la fin de l'observation, nous dirons que l'importance de ce dernier signe fait arrêter M. Bouveret au diagnostic d'abcès du foie. Une première ponction donne issue à du pus couleur chocolat. Comme elle est jugée insuffisante, on opère d'après le procédé de Cambay ; de nombreux lavages phéniques sont pratiqués avec soin. Bientôt des complications obligent à agrandir la plaie fistuleuse. Enfin l'amélioration revient et le 31 décembre le malade entre en convalescence.

OBSERVATION IV. — COLLECTION PURULENTE ENKYSTÉE ENTRE LE FOIE ET LE DIAPHRAGME; PONCTION; OUVERTURE CONSÉCUTIVE DANS LES BRONCHES; MORT; AUTOPSIE.

(M. Joanny Rendu, interne des Hôpitaux, *Lyon méd.*, 1875).

Pierre G.., né à Caluire (Rhône), demeurant à Lyon, garçon de magasin, 40 ans, entré le 22 juin 1875 à l'hôpital de la Croix-Rousse, salle Saint-Irénée, service du docteur Soulier.

Aucun antécédent héréditaire. Bonne santé antérieure; ni alcoolisme, ni rhumatisme, ni syphilis, ni fièvres éruptives. Il y a cinq ans, crises de gastralgie qui durèrent cinq mois.

Début de l'affection actuelle, il y a un an, par des palpitations, de l'oppression et de la toux. Ces symptômes s'aggravèrent peu à peu, et le malade fut obligé de suspendre son travail il y a deux mois et demi environ. En même temps il perdit l'appétit, son embonpoint et ses forces disparurent.

22 juin. Depuis dix jours, œdème des membres inférieurs ayant envahi un peu les parois abdominales; toux assez fréquente sans point de côté, avec expectoration blanchâtre un peu visqueuse, n'ayant jamais présenté la teinte sanguinolente; dyspnée très vive; pommettes colorées par un fin réseau capillaire, pas de cyanose des lèvres, ni céphalalgie, ni vertiges, ni épistaxis. Pas d'appétit. Deux selles moulées par 24 heures. Pouls rapide, petit, mais régulier.

Au *cœur,* choc précordial peu fort, mais assez étendu; la pointe semble battre dans le 6e espace, à un travers de doigt en dehors de la ligne mamelonnaire. Augmentation notable de la matité, surtout dans le sens transversal. Rien à l'auscultation.

Poumons : en avant et à droite, submatité et respiration obscure; en arrière, matité dans la hauteur de trois travers de doigt environ; la ligne supérieure de la matité est à convexité regardant en haut.

Foie : la matité hépatique dépasse en haut, de trois travers de doigt le mamelon droit; en bas, elle descend un peu au-dessous de l'ombilic. L'œdème des parois abdominales ne permet pas de sentir, à la palpation, le bord antérieur de l'organe. Circulation veineuse des parois thoracique et abdominale très apparente.

Rate normale.

Les urines, assez abondantes, ne renferment ni sucre, ni albumine.

La mensuration du thorax et de l'abdomen donne les résultats suivants :

Ligne horizontale passant par le mamelon et contournant le thorax; à droite 49 cent. 5 millimètres; à gauche, 46 cent. 5 millimètres.

Ligne horizontale passant par l'ombilic et contournant l'abdomen; à droite 50 cent. 5 milli.; à gauche 49 cent.

Ligne horizontale à égale distance de l'ombilic et du mamelon, contournant la poitrine; à droite 53 cent.; à gauche, 46 cent.

La voussure du côté droit est très manifeste; le malade ne peut dormir que sur ce côté; notons cependant qu'il a cette habitude depuis longtemps.

4 juillet. — Toujours un peu d'oppression. Selles très bilieuses. Pouls, 108.

6 juillet. — L'état du malade est loin de s'améliorer. Persistance de la grande étendue de la matité hépatique. Pas de fluctuation ni de frémissement quelconque. Pas d'ictère. M. le docteur Soulier diagnostique *kyste (hydatique?) de la face convexe du foie.*

Une ponction exploratrice avec l'appareil Potain, faite sur

le prolongement de la ligne mamelonnaire et sous le rebord costal, donne un liquide offrant l'aspect d'une purée de pois, à odeur fétide, contenant beaucoup d'albumine et de globules de pus altérés, mais pas de crochets ni d'iode (dans la pensée d'un kyste hydatique, le traitement avait consisté surtout dans l'administration, à l'intérieur, de l'iodure de potassium). On retire 2 litres 1/2 de ce liquide.

Après l'opération, le niveau de la matité a baissé, en avant et en arrière, de deux travers de doigt. En bas et en avant, la sonorité est remontée même un peu au-dessus du rebord costal. Nul phénomène subjectif, si ce n'est que le malade a la respiration plus facile. Bandage de corps et application de glace sur le ventre ; immobilité absolue.

7 juillet. — Bonne nuit ; aucune douleur abdominale. Peau modérément chaude. Pouls, 96. Suppression de la glace.

9 juillet. — Aucun accident. Etat aussi parfait que possible.

23 juillet. — Le malade a repris des forces ; son teint est devenu meilleur. Depuis deux ou trois jours, un peu de toux. Quelques petits frissons ce matin ; crachats muqueux ; râles sibilants ; signes de bronchite.

10 août. — Point de côté et quelques râles de pneumonie en arrière et à droite, près de la base. Fièvre.

13 août. — Le malade a vomi cette nuit à peu près la valeur de deux crachoirs d'un liquide jaune-verdâtre, ayant une odeur très fétide et ressemblant beaucoup à celui de la ponction.

5 septembre. — Etat relativement bon depuis quelque temps.

10 septembre. — Le malade tousse davantage quand il se couche sur le côté droit.

Rien à l'auscultation. Il continue de maigrir ; pas d'appétit. L'état cachectique se prononce de plus en plus.

25 septembre. — Cette nuit, vomissements d'un liquide blanc-jaunâtre d'une saveur nauséabonde.

26 septembre. — Le malade meurt à une heure du matin presque sans agonie.

Autopsie, 31 heures après la mort.

L'autopsie, que nous n'avons pu faire aussi complète que nous l'aurions désiré, présente les particularités suivantes :

Le foie est diminué de volume. Il pèse 1,000 grammes. Il est graisseux et offre à la coupe une coloration jaunâtre. Son parenchyme ne parait point avoir subi d'altération de structure.

Entre sa face convexe et le diaphragme, existe une vaste poche contenant environ un litre de liquide jaunâtre, à odeur infecte. Cette poche une fois ouverte et vidée, il est facile d'en étudier les rapports et les dimensions.

La face convexe du foie, moins l'extrémité gauche, son bord tranchant et la partie antérieure de sa face inférieure (sur une zone d'environ 5 cent.), sont recouverts d'une membrane granuleuse de 4 à 5 millimètres d'épaisseur, grisâtre et semée de petites anfractuosités. Cette membrane que l'on sépare parfaitement bien de la capsule de Glissen, laquelle est sous-jacente et simplement épaissie, forme une partie de la paroi de la poche, qui est constituée, d'autre part, en haut et en avant, par le diaphragme, et en bas par une anse intestinale. Ajoutons que cette anse intestinale et cette portion du diaphragme sont tapissées d'une membrane tout à fait semblable.

La base du *poumon droit* adhère intimement au diaphragme et, si l'on regarde celui-ci par sa face inférieure, après avoir, bien entendu, ouvert la poche, on constate deux orifices à bords déchiquetés, l'un interne, plus grand, ayant environ 3 centimètres dans son plus grand diamètre, et l'autre, externe, un peu moins grand ; tous deux font communiquer directement la poche avec le poumon, de sorte que, de la cavité abdominale on peut facilement, sans inciser le diaphragme, introduire deux doigts dans le poumon ; les doigts sont alors logés dans deux espèces de cavernes étroites et allongées, où viennent s'ouvrir quelques grosses bronches.

Le *cœur*, un peu augmenté de volume, mais n'offrant aucune lésion d'orifices ni de valvules, était, sur tous les points de sa surface, adhérent au péricarde ; il y avait *symphyse cardiaque.*

Le rein droit était intact; l'estomac et les intestins n'offraient rien de particulier.

Qu'on veuille bien maintenant nous permettre deux réflexions sur le cas intéressant et rare qu'a présenté ce malade.

Et d'abord on se souvient que sur le vivant, le bord tranchant du foie, quoique abaissé considérablement, n'etait point senti à la palpation. Pourquoi cela ? Outre le léger état œdémateux des parois abdominales, qui a été signalé dans l'observation, il y avait une cause plus puissante encore, c'est que l'enkystement pathologique, bien que recouvrant surtout la face convexe du foie, revêtait aussi son bord antérieur et même une partie de sa face inférieure, de telle sorte que ce bord aigu était réellement masqué par un coussinet liquide. En second lieu, après avoir vainement cherché une observation semblable dans l'ouvrage de Frerichs, nous trouvons qu'il dit, à l'article *Diagnostic des Kystes hydatiques du foie*:

« Des épanchements du péritoine, enkystés, entre le foie et le diaphragme, peuvent soulever l'hypochondre droit, comme les kystes hydatiques ; mais les symptômes de péritonite généralisée ou circonscrite qui ont précédé leur formation, les en feront distinguer *aisément.* » Nous soulignons le mot *aisément* pour montrer précisément que ce diagnostic n'est pas toujours aussi facile, l'observation de notre malade le prouve d'une manière évidente. En effet, nous avions bien affaire ici à un épanchement du péritoine enkysté entre le foie et le diaphragme, mais nous n'avions eu aucun phénomène de péritonite, soit circonscrite, soit généralisée, qui pût nous mettre sur la voie du diagnostic.

DEUXIÈME PARTIE

Considérations sur le traitement des abcès du foie

§ I — Marche, Mode de terminaison, Pronostic.

Avant d'aborder la question du traitement, il paraît indispensable d'indiquer rapidement la marche, le mode de terminaison et le pronostic des abcès du foie.

Supposons l'abcès formé, que deviendra-t-il ? Il peut se résorber. M. Barthélémy dit avoir vu deux cas de ce genre, Gallard (clinique médicale), n'admet pas cette résorption et attend « que de nouveaux faits viennent s'ajouter à ceux qui ont été publiés jusqu'à

4

ce jour et dont les plus favorables à l'hypothèse de la résorption spontanée sont dus à Catteloup, à Dutroulau et à Morehead ».

Sans doute, les cicatrices blanches, décrites par Mérat, ne dénotent pas la présence d'anciens abcès guéris ; ce sont là des traces soit de la syphilis, soit d'un état cirrhotique. Mais on a trouvé chez des sujets morts d'affections diverses, la trace d'anciens foyers de suppuration hépatique réduits à l'état de noyaux caséeux ou crétacés.

Il est vrai qu'on peut toujours se demander, dans le cas de résorption spontanée, si l'évacuation ne se serait pas faite par les voies biliaires.

Il peut arriver que la résorption ou l'évacuation du pus ne soit pas complète, il reste alors l'*abcès résidueux* (Paget). La substance grasse des globules s'est desséchée et a pris l'aspect du mastic. Ainsi on expliquerait l'origine des abcès du foie chez des individus qui ont quitté les colonies depuis longtemps. Ces résidus peuvent vivre 15, 16 ans, et, remplissant le rôle d'épine irritante, donner naissance à un abcès qu'on a ingénieusement appelé *abcès tropical posthume* (Barthélémy).

Mais, dans le plus grand nombre des cas, par son développement, l'abcès tend fatalement à marcher des parties centrales, où il s'est primitivement formé, vers la surface de l'organe. Bientôt le péritoine, enflammé par contigüité, forme des adhérences. Si celles-ci n'ont pas lieu, le pus tombe dans la cavité abdominale, où il détermine des accidents graves.

L'ouverture de l'abcès peut se faire par divers

organes : peau, poumon, plèvre, tube intestinal, canaux biliaires, ramifications de la veine porte, veine cave inférieure, péricarde, reins.

Une fois sur deux, l'ouverture a lieu par la peau ; si celle-ci résiste, le pus se met à fuser derrière les muscles droits ou bien remonte au-devant des côtes.

En deuxième lieu, par ordre de fréquence, vient l'ouverture par le poumon ; le mécanisme en est facile : le pus, ulcérant les tissus, se crée une voie à travers le péritoine, le diaphragme et les deux feuillets de la plèvre pour arriver à sourdre dans une bronche. Tel est le cas de M. le docteur Normand, médecin principal de la marine, qui, après avoir atteint la dernière période de la cachexie, se trouve actuellement tout à fait rétabli.

Quelquefois l'abcès se vide dans la plèvre droite ; l'irruption brusque du pus provoque une pleurésie suraiguë, mortelle, comme l'a déjà signalé Thompson (Abcess of the Liver Bursting, into the Right Pleural Cavity ; in *Brit. Méd. Journ.*, fév. 1867). Quand l'élimination est lente, il ne se manifeste pas ordinairement de réaction fébrile intense et le pus, ainsi collecté, finit souvent par ulcérer le poumon.

Le tube intestinal est plus facile à attaquer ; mais sa mobilité tend à empêcher les adhérences ; le plus souvent l'ouverture a lieu par l'estomac, le côlon ou le duodenum.

Les autres modes de terminaison signalés plus haut sont excessivement rares.

D'après le court exposé que nous venons de faire,

il est évident que, d'une manière générale, le *pronostic* doit être regardé comme grave. En effet, même quand les symptômes paraissent peu inquiétants, il est difficile de savoir quel sera le mode de terminaison. On devra mettre dans la balance la coexistence d'autres maladies (dysenterie, fièvre intermittente, etc.), qui contribuent à épuiser les forces du malade. La mort est la règle quand l'abcès se rompt dans la cavité abdominale ou perfore soit la veine cave, soit le péricarde. S'il vient à se vider par la peau, l'intestin ou le poumon, la guérison est alors possible. — « Si le mal pointe au dehors et que le pus sorte, ils guérissent ; mais si le pus s'épanche spontanément au-dedans, ils succombent. » Hippocrate, œuvres complètes, éd. Littré, *Des maladies*.

---

§ II — Traitement

Pendant la période hypérémique, les émissions sanguines locales, les révulsifs, les mercuriaux, les purgatifs, la médication contro-stimulante sont d'une efficacité reconnue, suivant les indications.

Mais quand, par la suppuration, un foyer s'est déjà formé, les moyens médicaux ne sont que palliatifs. La question de l'intervention chirurgicale se pose donc d'elle-même.

En 1867, Mac Lean était partisan de l'abstention absolue, même quand l'abcès devenait apparent ; dans ce dernier cas seulement, Dutroulau conseillait d'agir. Des statistiques effrayantes avaient éloigné l'idée de toute intervention. On redoutait l'altération putride du pus et la gangrène des parois dans les foyers anfractueux ; c'était surtout la lésion du péritoine qui constituait une sorte d'épouvantail ; d'ailleurs le siège du foyer était quelquefois difficile, sinon impossible à atteindre, sans de funestes tâtonnements. Voilà pourquoi on aimait mieux se confier à la nature et attendre une évacuation favorable, soit par le poumon, soit par l'intestin. Mais sur cent abcès, dix seulement se font jour par la voie pulmonaire, deux par la voie intestinale.

D'un autre côté, les statistiques de la Société d'Alexandrie, publiées par M. Rendu dans le *Dictionnaire encyclopédique*, sont favorables à l'intervention.

Sur 123 cas de suppuration hépatique

Non opérés............	morts	80 o/o
Opérés................	Id.	32 o/o
Grands abcès :		
Non opérés............	morts	88 o/o
Opérés................	Id.	68 o/o
Petits abcès :		
Non opérés............	morts	69 o/o
Opérés................	Id.	30 o/o

Il est donc indiqué d'intervenir.

En outre, les objections que l'on faisait autrefois ne peuvent plus être soutenues aujourd'hui.

1° La difficulté d'atteindre le siège de l'abcès n'existe plus, depuis qu'à l'aide d'un trocart aspirateur on peut reconnaître le point précis où se trouve le pus. Pour démontrer l'innocuité des ponctions exploratrices, Lavigerie (*Thèse de Paris*, 1866) a fait des expériences chez le chien ; les médecins d'Alexandrie, chez le bœuf, le chien et le lapin. Enfin

Jaccoud a pratiqué sans accidents une douzaine de ponctions chez un de ses malades (*Gaz. des hôpitaux*, 1867), et Bérenger-Féraud a conseillé la ponction capillaire dans certaines maladies du foie comme saignée locale.

2° Le danger de la pénétration de l'air se trouve conjuré grâce au pansement antiseptique de Lister. « Il ne s'agit plus là d'un simple pansement, mais bien d'une véritable méthode répondant à une théorie, et dont la pratique exige l'observation absolue, rigoureuse de tous ses détails. Que cette théorie soit vraie ou fausse, que les prescriptions de la méthode soient entachées d'exagération, que l'avenir enfin nous démontre qu'on peut sans inconvénient simplifier la méthode antiseptique, peu importe ! Nous ne pouvons nous empêcher de reconnaître que la méthode antiseptique nous a donné des résultats surprenants et qu'elle permet aujourd'hui d'entreprendre et de mener à bonne fin, dans les milieux les plus détestables, des opérations jadis toujours funestes ou que l'on n'aurait même pas osé pratiquer dans la certitude de les voir suivies de mort. » (Duplay, *Le péritoine au point de vue chirurgical*).

3° La crainte de la péritonite ne doit pas entrer en ligne de compte dans une aussi large mesure qu'autrefois. D'ailleurs, l'on a attribué à la péritonite beaucoup d'accidents qui résultaient de l'infection. La septicémie péritonéale a été signalée comme étant peut-être une des causes les plus fréquentes de la mort après les ovariotomies pratiquées dans de mauvaises conditions hygiéniques; M. Levrat, agrégé à la Faculté de médecine de Lyon, a rapporté dans sa thèse plusieurs exemples de ce genre.

Sans doute, le péritoine n'est pas le plus tolérant des organes; mais il est démontré aujourd'hui que l'on peut sans danger intéresser cette membrane séreuse.

Non-seulement le contact de l'air et des instruments, l'épanchement d'une certaine quantité de sang, loin de causer une péritonite généralisée, peuvent ne déterminer aucun accident appréciable, de sorte que la plaie résultant de l'ouverture de la cavité abdominale a de la tendance à guérir comme une plaie simple; mais encore la présence de corps étrangers tels que ligatures et même de tissus nécrosés ne sauraient porter un obstacle sérieux à la guérison. Ces derniers, en effet, ne tardent pas à disparaître, grâce au pouvoir absorbant du riche réseau lymphatique renfermé dans les feuillets de la séreuse.

On trouve dans la thèse d'agrégation de M. Poncet (*De l'hématocèle péri-utérine*, 1878), une série d'expériences, faites sur des animaux (chiens et lapins principalement), parmi lesquelles nous devons mentionner spécialement celles de MM. Arloing et Tripier qui ont injecté le plus de sang possible dans la cavité abdominale (280 et 400 gr.). « Un résultat remarquable de nos expériences, qui portent sur 24 animaux, est la rapidité prodigieuse avec laquelle une quantité considérable de sang a été résorbée par le péritoine. »

M. Poncet ajoute : « Il est deux facteurs dont on n'a jamais tenu compte et qui nous paraissent jouer un rôle important ; nous avons dit : la qualité du sang extravasé et l'état de la séreuse ou des organes avoisinants. »

C'est en se fondant à la fois sur cette rapidité d'absorption et sur la tolérance de l'organe que Ponfick et Corda (*London med. Record*, 15 janvier 1880), ont eu la hardiesse d'utiliser la voie péritonéale pour pratiquer la transfusion chez trois malades, et leur entreprise a été couronnée de succès.

Ainsi donc, la nécessité de l'intervention se trouve démontrée par les statistiques, et les objections inhérentes à l'opération ne peuvent plus être soutenues.

Il s'agit maintenant d'étudier la valeur des différents procédés. (1)

On a d'abord renoncé à l'incision faite à l'air libre, car elle donnait des résultats déplorables. Comme on le verra plus loin, ce n'était pas l'incision elle-même qu'il fallait accuser, mais les conditions dans lesquelles on la pratiquait.

On craignait en outre que le pus, en fusant dans la cavité abdominale, ne vînt déterminer une péritonite mortelle. En effet, même dans le cas où la fluctuation est évidente, il ne faut pas conclure à l'existence des adhérences, car on a vu des abcès volumineux et anciens atteindre la capsule de Glis-

(1) Nous citons pour mémoire le procédé de Graves, celui de Bégin, l'acupuncture de Trousseau et les mouchetures de Mac-Lean.

son sans donner lieu à la moindre adhérence de celle-ci avec la paroi contigüe.

Pour éviter cet accident, plusieurs méthodes ont été imaginées et la plus fameuse est, sans contredit, celle de Récamier qui employait le caustique de Vienne à l'effet de provoquer une péritonite exsudative localisée. Mais pour arriver jusqu'au foyer purulent, il fallait quinze ou vingt jours, et le malade succombait souvent avant la fin de l'opération. D'ailleurs le but n'était pas toujours atteint :

« Il est des sujets, dit Verneuil, dont la puissance plastique est peu considérable et chez qui les applications de caustiques les plus méthodiques, ne parviennent pas à établir des adhérences entre le péritoine pariétal et le péritoine viscéral ». De son côté, Boinet engage à ne pas perdre de vue « que souvent les adhérences sont peu solides et qu'elles peuvent se rompre après l'évacuation du foyer, en sorte qu'elles permettent au pus de tomber dans la cavité du ventre. Même après l'ouverture de l'abcès, la rétraction dont les parois sont le siège, se continue d'une facon incessante, concentrant nécessairement ses efforts sur le point où sont les adhérences; celles-ci finissent quelques fois par céder et Jimenez a cité un exemple » Il ajoute même : « elles peuvent être préjudiciables dans certaines limites et contraires au but que le chirurgien se propose. En effet, si l'on considère que les adhérences, en fixant le foie contre la paroi abdominale, empêchent la rétraction et la cicatrisation du foyer, on comprendra, et plusieurs faits l'ont démontré, que le foie ne pourra jamais reprendre sa position normale et que, quand même le foyer s'est notablement réduit, il reste une cavité de dimensions variables dont l'occlusion devient plus difficile »

L'aspiration à l'aide de l'appareil de Dieulafoy ou de Potain n'a presque jamais donné de guérison ; on retire la partie liquide et les grumeaux restent pour provoquer encore la formation du pus. C'est là un moyen qu'il faut réserver pour l'exploration.

L'hépatocenthèse de Cambay consiste à ponctionner le foie avec un trocart de fort calibre pour laisser ensuite la canule à demeure, afin de prévenir toute espèce d'épanchement.

Ce procédé présente des avantages incontestables ; il a donné d'assez bons résultats au Mexique et dans l'Inde. En France, Gallard et Mahé l'ont adopté, et Rendu l'a préconisé dans le Dictionnaire Encyclopédique. Toutefois, comme l'a fait remarquer M. Rochard, quelle que soit la grosseur du trocart employé, il fait toujours saillie à l'intérieur de la cavité ; les grumeaux et les lambeaux sphacélés s'amassant autour de la canule et contre la paroi du foyer entretiennent la suppuration.

Il reste maintenant à parler d'une méthode audacieuse qui parait avoir des avantages considérables sur toutes les autres.

Elle a été inaugurée récemment à l'hôpital anglais de Shang-Haï, par le docteur Stromeyer Little. Cet habile chirurgien a une confiance inébranlable dans la méthode antiseptique de Lister, et il agit en conséquence. Aussi, peu lui importe l'existence des adhérences, peu lui importe l'épanchement de pus ou de sang dans le péritoine, pourvu que les propriétés nocives du liquide soient préalablement détruites !

Dès qu'il *soupçonne* la présence d'un abcès, Little ponctionne avec une aiguille de 3 millimètres, et quand le pus s'est montré, il glisse le bistouri sur un des côtés de l'aiguille servant de conducteur : une incision de six ou sept centimètres permet au foyer de se vider. Des irrigations sont alors pratiquées avec une solution phéniquée au 100e, jusqu'à ce que le liquide sorte limpide. Un drain plongeur est introduit pour amener la cicatrisation à se produire du fond à la surface ; enfin le pansement antiseptique est appliqué.

Telle est en résumé, la nouvelle méthode dont on trouvera des détails plus complets dans les observations qui vont suivre.

Non-seulement le docteur Little est partisan des larges incisions, mais encore il préconise l'ouverture prématurée, sans attendre, comme ses prédécesseurs, que l'abcès se soit manifesté par de la fluctuation ou de l'empâtement.

En effet, « si on est bien disposé à intervenir, pourquoi attendre que l'organisme soit détérioré par la fièvre, l'insomnie, l'inappétence et les troubles digestifs, et que la suppuration, d'abord limitée, gagne de proche en proche les parties voisines en désorganisant un nombre de cellules hépatiques de plus en plus considérable, jusqu'à détruire, comme on l'a constaté dans certaines autopsies, la presque totalité de l'organe qui n'est plus alors réduit qu'à une coque fibreuse.

remplie d'un liquide épais tenant en suspension les éléments du foie transformés en bouillie. »

(Docteur Ayme, *archives de médecine, navale* décembre 1880.)

On a objecté qu'en opérant de bonne heure, on s'exposait fatalement à blesser le tissu sain du foie dans une étendue assez grande pour occasionner une hémorrhagie dangereuse.

A ce sujet, il est bon d'exposer les résultats obtenus d'abord par M. Terrillon, et plus tard, par le Dr Tillmanns.

M. Terrillon (*Etude expérimentale sur la contusion du foie*, Archives de physiologie, 1875), n'a pas constaté d'accidents, lorsqu'il a produit, sur les chiens, des lésions consistant en *fissures* ou *fentes* plus ou moins profondes dans la substance hépatique. Il a fait aussi remarquer combien est différente l'évolution des lésions traumatiques, suivant qu'au niveau de celles-ci, *la capsule du foie est ouverte* ou *qu'elle n'est pas rompue*.

Dans le premier cas, la cicatrisation est complète au bout du neuvième jour, ce que l'auteur, se basant sur les expériences de Ranvier, croit naturel d'attribuer à la communication avec la cavité péritonéale qui fournirait ses nombreuses cellules lymphatiques pour le travail de la réparation. Dans le deuxième, la marche de la cicatrisation est beaucoup plus lente.

Tillmanns (1) a fait toutes ses expériences sur des

(1) *Recherches expérimentales et anatomiques sur les plaies du foie et des reins*, Archives de Virchow, vol LXVIII, 3e fascicule.

chiens, en s'entourant des précautions de la méthode anti-septique.

La cavité abdominale ouverte le long de la ligne blanche, le foie attiré au dehors, une à cinq incisions cunéiformes, du volume de 1 à 2 1/2 centimètres cubes, sont pratiquées sur la face convexe et le bord de l'organe; celui-ci plus ou moins saignant est remis en place et la plaie antérieure suturée.

Des 21 chiens soumis à l'expérimentation, 12 pour le foie et 9 pour le rein, aucun n'a péri; toutes les plaies à l'exception de trois, guérissent par première intention. Les animaux sont sacrifiés 1 à 62 jours après l'opération; sur un animal sacrifié 24 heures après, les plaies du foie sont occupées par un caillot ferme et volumineux; dans la cavité abdominale les traces de sang ont complètement disparu trois jours après l'opération. Au bout d'un temps, variant de 5 à 10 jours, la cicatrisation est complète.

Si dans le même ordre d'idées, on passe du chien à l'homme, il suffit de parcourir l'observation VII, où aucun accident n'a été signalé; il a fallu cependant intéresser une assez large épaisseur de tissu pour arriver sur le foyer enseveli dans les profondeurs de la glande.

Il est donc plausible de croire, avec le Dr Ayme et tous les chirurgiens anglais qui exercent en Chine, qu'à cette question ainsi posée : *Quand faut-il opérer dans l'abcès du foie ?* On doit répondre : *Le plutôt possible.*

Le docteur Little a posé l'indication concernant l'endroit où l'opération doit être faite : sept fois sur dix, l'abcès siégeant dans le lobe droit, le lieu d'élection est variable selon que le foyer se trouve du côté de la face convexe ou vers la face concave. Dans le premier cas, on pratique la ponction et l'incision consécutive sur le trajet de la ligne axillaire et dans le huitième ou le neuvième espace intercostal. (C'est en ce point que les espaces intercostaux présentent la plus grande largeur.) Dans le deuxième cas, on opère au-dessous du rebord des fausses côtes.

Tandis que les anciennes méthodes, employées à Shang-Haï, ont fourni une statistique de 19 morts sur 20 opérés, la méthode du Dr Little a donné 4 succès sur 4 cas, pendant le séjour de M. Ayme à Shang-Haï (1879). Ce dernier a signalé un autre succès obtenu l'année précédente par le Dr Mac-Leod et publié par la *Lancet*.

Nous emprutons aux *Archives de médecine navale* les trois observations de MM. Ayme et Stromeyer Little. (*Note sur le traitement des abcès du foie* à l'hôpital de Shang-Haï.)

§ III — Observations

OBSERVATION V

Paul A..., médecin de la marine, 30 ans. Parti de France le 2 janvier 1879, n'ayant jamais eu de maladie antérieure, et jouissant d'une bonne santé, avait fait, auparavant, un séjour de deux ans dans l'Inde, sans avoir éprouvé aucun symptôme du côté du foie.

Le 20 mars, il contracte, en passant dix jours sur la rade de Saïgon, la diarrhée chronique, désignée en France sous le nom de diarrhée de Cochinchine. Guéri au bout d'un mois par les purgatifs salins et le régime lacté. Après un séjour de cinq mois en Chine ou au Japon, il commence à ressentir quelques douleurs dans la région du foie.

Les douleurs disparaissent pendant quelques jours : constipation opiniâtre qui résiste à tous les purgatifs, calomel, huile de ricin, purgatifs salins.

Vers le 6 septembre, nouvelles douleurs à la partie inférieure de l'hypochondre droit. Légère hypertrophie du foie, qui commence à déborder les fausses côtes. Vésicatoire au point douloureux. Tous les soirs, fièvre avec température de

38°,5 à 39 degrés au maximum; la teinte ictérique commence à paraître : troubles des voies digestives, inappétence absolue, amaigrissement rapide.

Expédié de Tche-Fou à l'hôpital de Shang-Haï le 25 septembre; les douleurs du foie sont un peu moins vives, mais la fièvre est plus forte la nuit, accompagnée de rêves et de cauchemars.

Rentré le 29 septembre à l'hôpital de Shang-Haï. — A ce moment, le malade est très amaigri, avec une teinte ictérique très prononcée ; sa physionomie paraît anxieuse. La respiration est pénible; pourtant, la douleur hépatique n'est plus aussi vive.

Troubles digestifs très marqués ; la langue devient pâteuse, puis se dessèche; vomissements fréquents. La constipation persiste; l'intestin ne peut fonctionner qu'à l'aide de purgatifs salins; les selles sont décolorées.

A l'inspection de la poitrine et de l'abdomen, on n'observe rien d'anormal. A la percussion, la zone de matité est plus étendue : la matité s'étend, dans la ligne mamelonnaire, de la cinquième côte à un centimètre au-dessous du rebord costal.

Pas de bruits de frottement perceptibles dans les inspirations exagérées, pas d'œdème, pas de douleur bien marquée à la pression. Rien d'anormal dans les autres organes.

Pendant le premier mois, l'état du malade devient de plus en plus grave. Le traitement consiste en purgatifs répétés, lavements émollients pour lutter contre la constipation. Le sulfate de quinine est administré à l'intérieur, puis en injections hypodermiques, sans pouvoir faire disparaître la fièvre nocturne.

La zone de matité absolue du foie augmente particulièrement en haut et en arrière ; les espaces intercostaux sont élargis, et l'on constate un peu d'œdème des parois thoraciques au niveau de la ligne axillaire.

Une ponction exploratrice avait été proposée plusieurs fois, mais refusée par le malade; pourtant, l'état général devenant de plus en plus grave, la ponction est enfin acceptée et pratiquée après chloroformisation préalable.

Une aiguille de 3 millimètres de diamètre de l'appareil Dieulafoy, trempée dans une solution phéniquée, est introduite entre la neuvième et la dixième côte, dans le prolongement de la ligne axillaire antérieure.

On ne retire d'abord que du sang; mais, à la profondeur de 8 centimètres, on voit apparaître une certaine quantité de pus (80 à 100 grammes environ).

Le sang revenant ensuite en grande abondance, sans mélange de pus, l'aiguille est retirée, et la petite plaie est recouverte avec un pansement à l'huile phéniquée.

L'examen au microscope du liquide retiré, ne laisse aucun doute sur sa nature purulente.

Le jour de l'opération, rien d'important à noter, que quelques vomissements, évidemment provoqués par le chloroforme.

Le lendemain, douleur vive au niveau du mamelon, gêne considérable de la respiration.

La douleur, malgré les injections de morphine, persiste pendant plusieurs jours ; la dyspnée devient de plus en plus forte, la marche devient totalement impossible ; la fièvre et les troubles digestifs sont les mêmes qu'avant l'opération. Le malade arrive à un état d'émaciation extrême, et se décide alors pour une opération plus radicale, c'est-à-dire l'ouverture large et directe au bistouri.

L'opération est pratiquée, le 17 novembre, par le docteur Little, avec le concours du docteur Mac-

Leod, du docteur Pichon et du docteur Solaud du Kerguelen.

Tout le côté de la poitrine est lavé avec une solution phéniquée à 5 pour 100, et l'aiguille de l'appareil Dieulafoy est introduite dans le même espace intercostal, mais 3 centimètres en arrière et en haut. Toutes les précautions de la méthode antiseptique sont rigoureusement prises. A une profondeur d'environ 7 centimètres, le pus commence à couler sans aucun mélange de sang. L'appareil aspirateur est alors enlevé, le robinet de l'aiguille fermé, et une incision de 5 à 6 centimètres de longueur, pratiquée sur un des côtés de l'aiguille, au milieu de l'espace intercostal, parallèlement aux côtes. Tous les tissus sont divisés couche par couche, jusqu'à ce que le pus s'échappe largement. A ce moment, on retire l'aiguille et on introduit une forte pince pour dilater aussi largement que possible les parties profondes de l'incision.

Le pus s'échappe par jets saccadés pendant les mouvements de la respiration, et l'évacuation est encore favorisée par de fortes pressions sur la face inférieure du foie à travers la paroi abdominale.

La cavité de l'abcès est alors lavée avec une solution phéniquée au centième degré, introduite profondément au moyen d'un tube à irrigateur dont on se sert ensuite comme d'un siphon pour vider entièrement la poche des liquides qu'elle renferme. La même opération est pratiquée plusieurs fois jusqu'à ce qu'on ne retire plus ni pus, ni lambeaux de tissu mortifiés.

La quantité de pus retiré est d'environ un litre et demi à deux litres. Le pus est épais, rouge, grumeleux, renfermant des fragments d'un tissu qui doit être vraisemblablement du tissu hépatique détruit par le travail de la suppuration.

La profondeur de l'abcès ayant été sondée au moyen d'un stylet, on introduit un tube à drainage de fort calibre (1 centim. 1/2 à 2 centimètres), qui doit pénétrer jusque dans les parties les plus reculées de la poche, environ 12 centimètres.

La plaie est recouverte avec le protective, et plusieurs doubles de gaze phéniquée trempée dans la solution à 5 pour 100.

On place ensuite le pansement ordinaire de Lister. Le tout est maintenu par une bande élastique qui vient former deux circulaires à la partie supérieure et à la partie inférieure du pansement. Cette bande aurait pour avantages de fixer solidement l'appareil tout en permettant les mouvements d'ampliation thoracique, et de s'opposer, dans une certaine mesure, à la pénétration de l'air entre les parois thoracique et abdominale et le pansement. Peut-être aussi cette compression modérée, mais permanente, favorise-t-elle l'évacuation des liquides ?

En résumé, la température qui, avant l'opération variait tous les soirs entre 38 et 39, ne monte jamais plus à 38 après l'opération, et le matin elle tombe, pendant un certain temps, au-dessous de la normale.

17 novembre. — Vomissements chloroformiques. La dyspnée diminue ; la nuit est un peu plus calme ; quelques heures de sommeil.

18. — Le pansement est renouvelé. Il s'est écoulé par la

plaie une quantité assez abondante d'un liquide séro-sanguinolent. Le tube plongeur est retiré et désinfecté avec la solution, à 2,5 pour 100.

Toutes les parties voisines sont aussi soigneusement lavées et désinfectées, et le pansement est remis en place en prenant toujours toutes les précautions antiseptiques.

Le soir, le malade commence à manger; les vomissements ont entièrement cessé; la dyspnée a disparu : sensation de bien-être extraordinaire. Nuit plus calme, sueurs nocturnes moins abondantes.

19. — Nouveau pansement. La sérosité a continué à s'écouler, moins abondante pourtant que la veille. La plaie extérieure a bon aspect et ne suppure pas; le tube plongeur, ne renfermant que des fragments de tissu sphacélé, est désinfecté et remis en place sans douleur.

La langue se nettoie; l'appétit augmente, la dyspnée et les douleurs ont entièrement disparu.

21. — Nouveau pansement. Pas de suppuration; à peine un peu de sérosité. Le tube est retiré et diminué d'environ 1 centimètre.

Le malade peut se lever. Poids : 46 kilogrammes.

Le pansement est ensuite renouvelé tous les trois jours. Pas de suppuration; la plaie a une tendance à se cicatriser, et se fermerait sans la présence du tube, dont on retranche 1 ou 2 centimètres à chaque pansement, de façon à amener la cicatrisation à se produire du fond à la surface.

L'amélioration s'accentue de jour en jour.

Dans les premiers jours de décembre, sous l'influence d'un changement brusque de température, le malade contracte une bronchite qui l'inquiète vivement.

Pourtant, malgré la présence du tube plongeur dans le foie, les mouvements de la toux ne produisent aucune douleur hépatique, et cette complication n'a pas d'influence bien appréciable sur la marche de l'affection primitive.

Le 4 décembre, la plaie des téguments se rétrécissant de

plus en plus, le tube primitif est remplacé par un drain moins long et d'un calibre plus faible.

Le 10 décembre, le drain est entièrement enlevé.

Le 14, en enlevant le pansement, on constate que la plaie est entièrement fermée.

Le 17 décembre, le malade peut prendre le paquebot partant pour la France, et arrive à Marseille le 30 janvier.

Poids après l'opération, 46 kilogrammes.
Poids à l'arrivée en France, 63 kilogrammes.

OBSERVATION VI

Constantin Anesi, trente-sept ans, grec, employé dans la police française, treize ans de séjour en Chine. Vie très irrégulière et habitude d'alcoolisme, a souffert, pendant plusieurs mois, de diarrhée et de dysenterie qui ont été traitées sans grand succès par les moyens thérapeutiques les plus variés. — Rentré à l'hôpital le 23 octobre 1879 : 6 à 8 selles par jour, contenant du pus et des mucosités sanguinolentes. Douleur continuelle et un peu vague dans toute l'étendue de l'abdomen ; il n'a jamais eu de frissons, pas de douleur dans l'épaule. Langue sèche et fuligineuse, inappétence absolue, anémie profonde, amaigrissement considérable, émaciation.

La température est toujours au-dessus de la normale, et s'élève régulièrement tous les soirs.

A l'inspection, on remarque un élargissement visible du côté droit de la poitrine, mais sans hyperesthésie, ni douleur bien marquée à la pression. Pas d'œdème. La matité relative commence entre la quatrième et la cinquième côte, dans la ligne mamelonnaire et s'étend à 15 centimètres au-dessous. La matité absolue présente 10 centimètres d'étendue à partir de la sixième côte.

Dans les fortes inspirations, on entend un bruit de frottement des deux côtés de la ligne axillaire antérieure.

La rate paraît avoir ses dimensions normales ; l'urine contient un peu d'albumine.

On administre, pendant quelques jours, l'opium, à la dose de 0,05 centigrammes, pour calmer les douleurs abdominales. La diarrhée persiste.

L'huile de ricin, administrée à petites doses pendant un certain temps, amène un peu de soulagement.

Sulfate de quinine à hautes doses. Poids, 42 kilogrammes.

5 novembre. — L'aiguille de l'aspirateur Dieulafoy est introduite entre la huitième et la neuvième côte, et le pus ayant été facilement trouvé, on pratique une large ouverture au bistouri par le même procédé, et en prenant les mêmes précautions antiseptiques que dans la précédente observation.

On retire environ 1500 grammes de pus blanchâtre, crêmeux, renfermant très peu de sang et de grumeaux.

Le patient est soulagé presque immédiatement après l'opération. La fièvre cesse, l'appétit revient, les selles deviennent normales.

Le pansement est renouvelé le lendemain de l'opération, et ensuite tous les deux jours.

Pas de suppuration de la plaie ni des téguments. L'écoulement de sérosité diminue très rapidement, et dix jours après l'opération, on ne trouve plus dans le pansement qu'un liquide verdâtre qui paraît être de la bile à peu près pure.

Le drain plongeur avait été raccourci à chaque pansement, et ne présentait plus que 3 à 4 centimètres de longueur, quand le 27 novembre, le fil de soie qui le maintenait à l'extérieur et servait à le retirer, vint à casser, et le tube fut entraîné, dans un mouvement d'inspiration, dans la cavité de l'abcès. Ce n'est qu'après de réelles difficultés, et après avoir arraché plusieurs fragments assez volumineux du foie, qu'on se décida à élargir la plaie extérieure, et qu'on réussit à retirer le drain en introduisant une pince dans son intérieur, et en retirant l'instrument les mors largement ouverts.

5 décembre. — La plaie est entièrement fermée.

Poids, 44 kilogrammes.

10. — Nouvelles selles dysentriques, nouvelle fièvre rémittente à exaspération vespérale. Pouls, de 100 à 105. L'état général devient de plus en plus mauvais, la zone de matité du foie augmente de jour en jour.

15 janvier. — Nouvelle ponction exploratrice un peu en arrière de la précédente, qui donne de nouveau issue à du pus. Ouverture large et directe au bistouri par le procédé décrit précédemment; écoulement d'environ 1700 grammes de pus très épais.

Soulagement considérable; la diarrhée seule persiste encore. Toutes les préparations antidiarrhéiques ayant été essayées, on administre, pendant plusieurs jours, des préparations ferrugineuses qui paraissent produire un bon résultat.

L'amélioration se fait alors rapidement.

La plaie ne laisse écouler qu'un liquide verdâtre renfermant des fragments d'un tissu rouge, analogue au tissu du foie.

29 janvier. — Poids, 47 kilogrammes.

7 février. — Poids, 49 kilogrammes.

9 février. — L'écoulement est encore considérable, et renferme toujours des lambeaux d'un tissu d'un rouge jaune.

11.— Écoulement de bile pure.

16.— Poids, 52 kilogrammes.

20.— Pas de liquide dans le pansement, le tube est entièrement retiré, et la plaie se cicatrise rapidement.

Le malade part pour la France en même temps que le docteur Little, et arrive à Marseille en bonne santé.

OBSERVATION VII

B..., Anglais, employé de commerce, 35 ans, constitution robuste, habitant la Chine depuis dix ans, a contracté, pendant la dernière année, une dysenterie qui n'a pas eu un caractère grave, et a cédé facilement à la thérapeutique sans produire une détérioration bien marquée de l'organisme.

Les selles reviennent normales, de moins en moins fréquentes, et une constipation opiniâtre succède à la dysenterie. Peu à peu, les fonctions digestives s'exécutent de plus en plus mal; des symptômes d'embarras gastrique se dessinent; la langue devient saburrale; inappétence absolue, alternatives de constipation et de diarrhée.

Légère sensation de pesanteur de l'hypochondre droit, mais pas de douleur véritable.

La fièvre s'allume ensuite avec un caractère franchement intermittent. Tous les soirs, entre 7 et 9 heures, frissons répétés, suivis de sueurs abondantes. Pouls à 110. Température de 39 à 39°5.

A la percussion, la rate présente ses dimensions normales. La matité hépatique est manifestement augmentée, et le foie déborde l'hypochondre droit de 2 centimètres environ. Pas de dyspnée, pas de voussure, pas d'œdème des parois, pas de fluctuation.

Les seuls symptômes qu'on invoque pour porter le diagnostic d'abcès du foie sont les troubles gastriques et intestinaux, la fièvre vespérale, et l'augmentation du volume du foie sans changement appréciable du côté de la rate.

L'état général paraît excellent : pas d'ictère, facies sanguin, musculature puissante; pas d'amaigrissement notable.

Une première ponction exploratrice est faite avec l'appareil

Dieulafoy. Le pus n'ayant pas été trouvé, on fait une deuxième ponction dans une direction différente avec le même insuccès. Cette double exploration ne provoque pas le moindre accident. Le malade sort le lendemain de l'hôpital, et reprend ses occupations.

La fièvre revient tous les soirs avec la même intensité, le volume du foie augmente lentement sans douleur, l'inappétence persiste.

Huit jours plus tard, le malade rentre de nouveau à l'hôpital, et une nouvelle ponction exploratrice est faite immédiatement au-dessous des côtes. A une profondeur de 7 à 8 centimètres, l'aiguille exploratrice livre passage à un pus blanc, crémeux.

Le robinet est fermé, et on pratique au bistouri une incision longue de 5 centimètres sur un des côtés de l'aiguille avec toutes les précautions décrites dans les observations précédentes.

La quantité de pus évacué est de 400 à 500 grammes.

Tube à demeure, pansement de Lister.

Le soir de l'opération, la fièvre a disparu ; pas d'accidents.

Le lendemain, le malade commence à manger avec appétit.

Le surlendemain, il quitte son lit, et, à mon grand étonnement, je le vois se promener dans l'hôpital, fumant un bon cigare.

Le huitième jour, le malade demande à sortir avec son pansement de Lister et son drain plongeur dans le foie, et reprend immédiatement ses habitudes et son emploi.

Le pansement est renouvelé tous les trois ou quatre jours, et, dans l'intervalle, le malade peut travailler et se livrer à tous les exercices équestres ou autres, si cher aux gens de sa race.

Malgré toutes ces imprudences, la maladie évolue rapidement, sans complications, et la guérison est complète au bout d'un mois.

Ces observations ont été résumées par M. Rochard dans un rapport fait à l'Académie de médecine sur le *Traitement des abcès du foie par l'ouverture large et directe combinée avec la méthode antiseptique de Lister*. M. Rochard a terminé sa communication en ces termes : « Il y a dans les succès que j'entends proclamer, quelque chose qui me semble étrange et que je ne m'explique pas ; mais qu'on comprenne ou non, il n'en faut pas moins se rendre à l'évidence ; or, j'ai vu l'un des opérés de Little, j'ai vu la cicatrice franche et nette qu'il porte au côté et qui atteste qu'aucune longue suppuration ne l'a précédée. Je crois donc qu'il faut porter ces faits intéressants à l'acquis de la méthode de Lister. » (Séance du 26 octobre 1880).

A ce sujet, M. Depaul a fait connaître qu'en 1875 il avait guéri un malade par une large incision, mais après s'être assuré des adhérences, et sans employer le pansement de Lister.

M. Blot, de son côté, a prétendu que les opérateurs de Shang-Haï avaient été « plus adroits que prudents », et qu'ils avaient été favorisés par des adhérences, bien qu'ils n'en eussent nul souci. Mais M. Rochard a fait remarquer avec justesse que cette explication paraissait inadmissible pour le cas relaté dans l'observation VII, où il est question d'un abcès récent et profondément situé.

Un autre beau résultat du traitement par une large ouverture combinée au pansement de Lister est rapporté dans l'observation VIII de M. Richard, médecin militaire, qui, en septembre 1880, a guéri un abcès hépatique par le même procédé que M. Little.

Toutefois, M. Richard croit qu'il est prudent de provoquer des adhérences, et, pour ne pas perdre de temps, il commence par inciser les tissus, jusqu'au péritoine, avec le thermo-cautère, « qui a sur l'instrument tranchant l'avantage de donner une ouverture plus large et une sorte de plaie non sanguinolente sur laquelle il est très commode d'appliquer le caustique. » Ce dernier consiste en une lanière de pâte de Canquoin qu'on applique largement pour provoquer, « presque à coup sûr » une péritonite exsudative localisée. Enfin, dès que les adhérences sont établies, le foyer est ouvert et pansé d'après la méthode de Lister.

M. Richard, à son grand regret, s'est trouvé dans l'impossibilité d'employer d'une manière complète le pansement antiseptique, et il pense, que s'il l'avait pu, la guérison aurait été beaucoup plus rapide.

OBSERVATION VIII (De M. Richard, médecin major) *(Recueil de mémoires de médecine et de chirurgie militaires.)*

Le nommé S... A..., âgé de 19 ans, ouvrier menuisier, habitant Philippeville depuis sa naissance, n'avait jamais eu ni fièvre paludéenne, ni dysenterie, ni aucune maladie sérieuse, lorsque, vers le milieu du mois de juin dernier 1880, il commença à ressentir de la lassitude et à perdre de son appétit : ce malaise allant croissant, il fut obligé de suspendre son travail le 1er juillet. Il se manifesta, dans l'hypochondre droit, une douleur assez légère d'abord, mais qui augmenta insensiblement jusqu'à empêcher le sommeil : le malade pâlissait et dépérissait, et, dans les premiers jours de septembre il entra dans mon service, à l'hôpital militaire de Philippeville. A première vue je crus avoir avoir affaire à un tuberculeux, tant son aspect était misérable, et aussi parce qu'il était affecté d'une petite toux sèche et fréquente ; mais l'examen des organes thoraciques fut négatif. Pendant cet examen, je m'aperçus que l'hypochondre droit était bombé et, portant mon attention de ce côté, je constatais que la matité du foie remontait en haut, jusqu'au mamelon, et dépassait de deux travers de doigt le bord costal. Toute cette partie mate était saillante et douloureuse à la pression ; le centre de la voussure et de la douleur se trouvait dans le 6e espace intercostal, à trois centimètres en dehors de la ligne mamillaire. Nous hésitâmes, mes collègues et moi, entre un abcès et un kyste hydatique. La dernière hypothèse avait pour elle l'origine insidieuse, et, en quelque sorte, mystérieuse de l'affection ; mais l'existence d'un léger mouvement fébrile (37° 8 le matin, 38° 5 le soir) et d'une douleur dans l'épaule droite, ainsi que l'état cachectique du sujet, faisaient pencher la balance en faveur d'un abcès. S... nous rapporte que six semaines avant sa maladie, il est tombé sur le flanc en portant un madrier : probabilité de plus pour l'abcès.

Pour éclairer le diagnostic, une ponction exploratrice fut pratiquée, le 23 septembre, avec l'appareil de Potain, au centre de la voussure, dans le 6e espace intercostal, et nous retirâmes une cinquantaine de grammes d'un pus épais, couleur chocolat. Le lendemain, 24 septembre, le malade étant chloroformé, j'incisai avec le thermo-cautère, dans le sixième espace, la peau, le tissu sous-cutané, l'aponévrose, les fibres du grand oblique et les fibres antérieures du muscle intercostal externe, sur une étendue de dix centimètres, et je mis à nu le muscle intercostal interne. Je me trouvai alors en présence d'une sorte d'eschare extemporanée, parfaitement sèche, sur le fond de laquelle j'appliquai une lanière de pâte de Canquoin qui fut laissée en place pendant vingt-quatre heures : l'action du caustique fut satisfaisante ; seulement la pâte avait un peu fusé vers le bas, et la cautérisation avait atteint le bord supérieur de la septième côte. Des cataplasmes phéniqués furent appliqués sur la plaie et au bout de six jours, il était facile de sentir la fluctuation de l'abcès à travers l'eschare.

Celle-ci fut incisée sur une étendue de cinq centimètres environ, et il s'écoula, par l'ouverture, trois quarts de litre d'un pus ayant la couleur de chocolat au lait, mais d'une consistance plus épaisse.

La cavité fut soigneusement lavée avec une solution d'acide phénique ainsi composée :

Eau.	1,000 gr.
Alcool à 85°.	80 »
Acide phénique cristallisé .	8 »

Après avoir fait écouler le plus possible du liquide injecté, je pansai la plaie avec une gaze pliée en huit et trempée préalablement dans la solution phéniquée : un gâteau de charpie également phéniqué, une feuille de taffetas imperméable et un bandage de corps complétèrent ce pansement.

Dans les premiers jours, celui-ci fut renouvelé deux fois par vingt-quatre heures, vu qu'il s'écoulait par la plaie une grande quantité d'un liquide ayant la consistance d'une gelée très-claire et la couleur rouge-brun du parenchyme hépatique. Chaque fois la cavité était lavée à l'eau phéniquée et nous arrosions de notre solution non-seulement la plaie, mais encore la peau voisine sur une large surface.

Vers le septième jour, l'eschare s'élimina et nous eûmes une longue fenêtre qui permettait de voir le fond de la cavité, dont la paroi était couverte de granulations jeunes et animée de battements isochrones avec le cœur. Le liquide secrété avait diminué considérablement et sa couleur avait passé graduellement au gris blanc du pus de bonne nature ; il continua, comme auparavant à n'exhaler aucune odeur, et le malade mangeait bien, dormait bien et demandait à se lever.

Le 12 octobre au matin, j'eus l'idée de jauger la cavité, en y versant avec une éprouvette graduée, de la solution phéniquée. Après avoir pris soin de la vider complètement en faisant coucher le malade sur le ventre et avoir étanché avec un pinceau de charpie les dernières gouttes qui pouvaient rester, je trouvais que la cavité mesurait 23 centimètres cubes, c'est-à-dire, *qu'en douze jours, elle s'était réduite de 750 à 23 centimètres cubes !*

La plaie était-elle restée trop longtemps à l'air libre durant cette opération? Je ne sais ; toujours est-il qu'à la contre-visite, la température était montée à 40°/2 ; le malade avait eu un frisson. Le pourtour de la plaie était rouge, tuméfié et douloureux; un érysipèle s'était déclaré. Grâce à des injections phéniquées répétées quatre fois par jour avec la solution indiquée et à des onctions mercurielles sur la peau envahie, le danger fut conjuré en deux jours. Néanmoins, les bourgeons charnus avaient été détruits en partie par le travail d'infection et la cicatrisation avait fait un pas en arrière : elle reprit aussitôt son cours premier et marcha avec une énergie telle que la cavité, jaugée le 19, ne mesurait plus que 12 centimètres cubes. Quatre jours après, elle était réduite à 7 centimètres cubes et, le 30 octobre, un mois jour pour jour après l'ouverture de l'abcès, elle était totalement comblée.

La septième côte qui avait été touchée par le caustique avait subi une nécrose superficielle, ce qui retarda de quelques jours la cicatrisation de la plaie cutanée. Le 7 novembre, nous détachons un sequestre superficiel, long de 5 centimètres, et moulé sur le bord supérieur de la côte et la plaie se ferme rapidement.

Le malade avait repris des forces et de l'embonpoint et mangeait avec un excellent appétit. Aujourd'hui, 13 novembre, il est sorti de l'hôpital en état de reprendre son travail : sa cicatrice est un peu déprimée, mais ne le gêne que peu.

CONCLUSIONS

1° Le diagnostic des abcès du foie est souvent hérissé de difficultés, et, dans certaines circonstances n'est possible qu'à l'autopsie;

2° L'hémaphéisme de l'urine peut être un élément d'une haute valeur pour le diagnostic ;

3° Des réserves doivent être faites au sujet des variations de l'urée dans l'hépatite suppurée;

4° Quand l'abcès s'est ouvert par l'une des voies naturelles, on ne devra pas recourir à l'intervention chirurgicale ; car, outre que la guérison est possible, il serait difficile de trouver le foyer qui n'existe alors qu'en théorie, pour ainsi dire.

5° A part cette exception, l'intervention est toujours nécessaire : si l'abcès s'est créé une voie à travers les téguments, on agrandira l'ouverture ; sinon on pratiquera préalablement une ponction exploratrice pour déterminer le siège du foyer ;

6° Il est hors de doute que, par de larges ouvertures, suivies d'irrigations convenables, on amène rapidement la cicatrisation ;

7° L'incertitude de provoquer des adhérences, l'innocuité relative des plaies du péritoine, le pouvoir de combattre l'action nocive de l'air (le principal danger résidant non dans l'épanchement, mais dans l'absorption de matières septiques) autorisent à expérimenter la méthode de Stromeyer Little.

Impr. A. VALTENER et Cie, Lyon, rue Bellecordière, 14.

www.ingramcontent.com/pod-product-compliance
Ingram Content Group UK Ltd.
Pitfield, Milton Keynes, MK11 3LW, UK
UKHW020313220726
13923UKWH00003B/1129